Barz

Frauengesundheit:
PCO-Syndrom

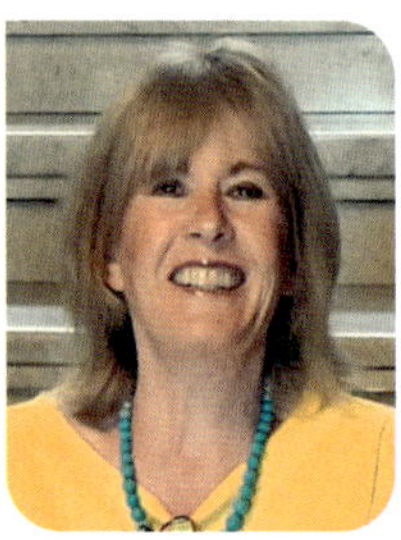

Sabine Barz hat ihre gynäkologische Facharztausbildung am Klinikum Bremen Nord absolviert und arbeitete bis 2023 als niedergelassene Ärztin in eigener Praxis. Sie erweiterte ihre Expertise mit einem Master in Präventivmedizin und bildete sich in TCM, Akupunktur, Naturheilverfahren, Ernährungsmedizin, Sportmedizin, Orthomolekularer Medizin und Schmerztherapie weiter. Seit 2023 leitet sie eine Privatpraxis für ganzheitliche Frauenheilkunde, individuelle Prävention und Stressmedizin. Sabine Barz kombiniert in ihrer Praxis schulmedizinische und alternative Ansätze, um ihren Patientinnen eine umfassende und individuelle Betreuung zu bieten. In ihrer Freizeit widmet sie sich dem Lauf- und Kraftsport sowie dem Schwimmen. Sie hat eine Tochter und lebt in Bremen.

Sabine Barz

Frauengesundheit: PCO-Syndrom

Zyklusstörungen, Haarausfall, Übergewicht:
Ihr Weg zur richtigen Diagnose.
Die besten Therapien, komplementäre Verfahren, Selbsthilfe

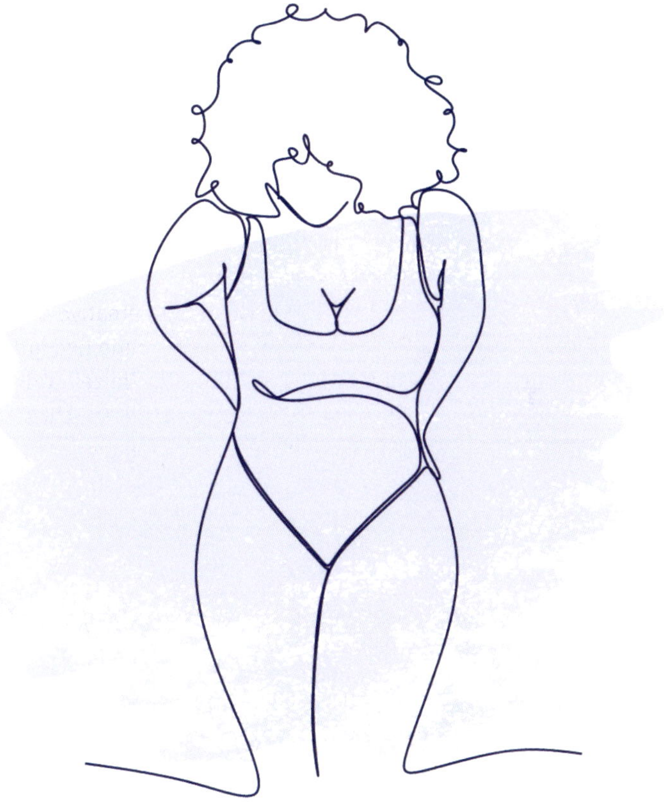

TRIAS

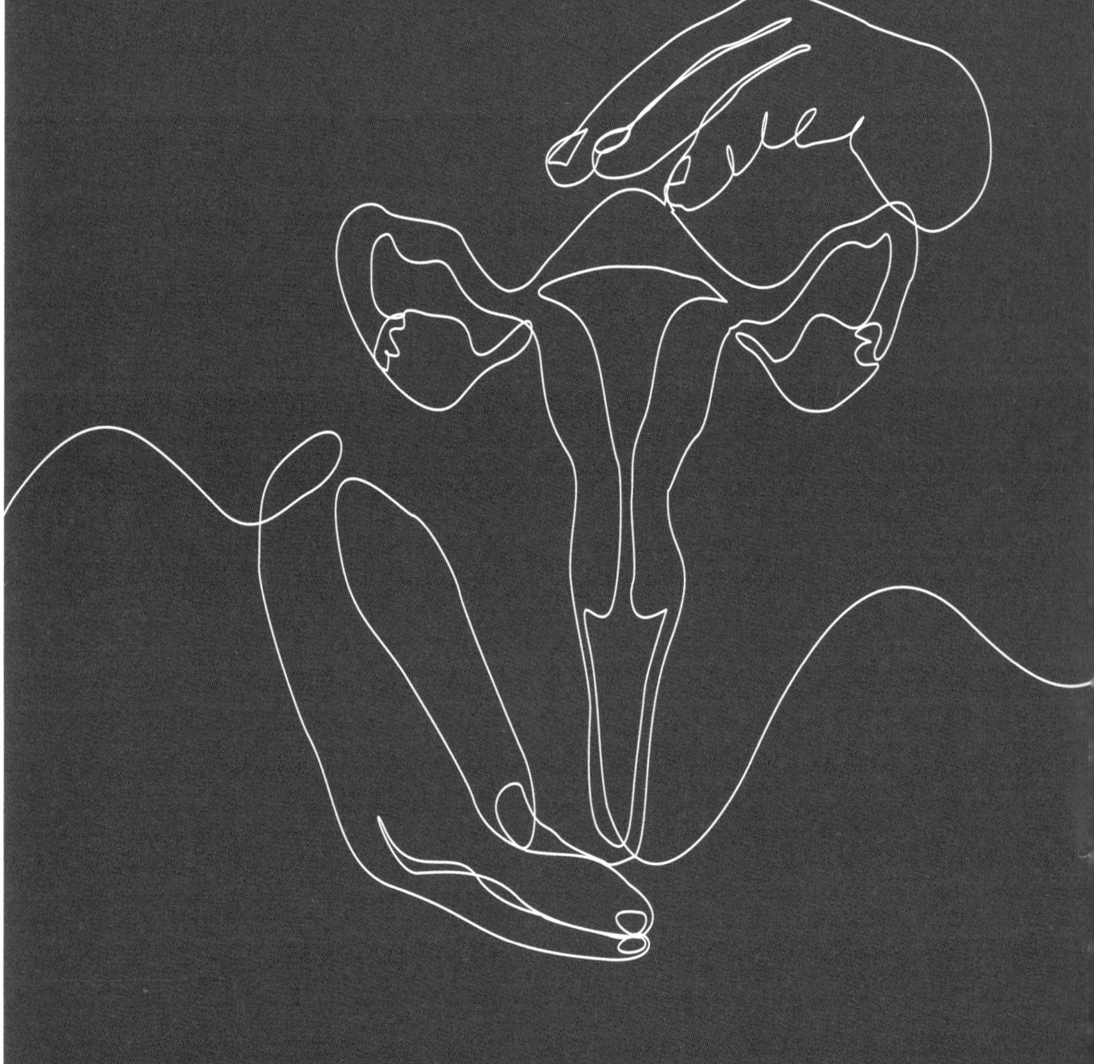

Liebe Leserin,

das polyzystische Ovarsyndrom (PCOS) gehört zu den häufigsten Erkrankungen junger Frauen. Dieses Buch will Ihnen helfen, Ihre Erkrankung zu verstehen und die möglichen Behandlungsstrategien kennenzulernen. Es bietet Ihnen auch Kenntnisse und Einblicke in weniger bekannte Zusammenhänge und erläutert die Möglichkeiten von komplementären Therapieansätzen. Wenn bei Ihnen ein polyzystisches Ovarsyndrom diagnostiziert wurde, ist es sinnvoll, eine frauenärztliche Praxis aufzusuchen, die auch funktionelle Medizin anbietet, um die nötige Beratung zur Therapiegestaltung zu erhalten.

Mein besonderes Anliegen ist es, betroffene Frauen, aber ganz allgemein auch die Ärzteschaft und die Gesellschaft dafür zu sensibilisieren, dass die »Umwelt«, mit den vom Menschen eingebrachten Schadstoffen sowie den industriell hergestellten, hoch verarbeiteten Lebensmitteln gravierenden Einfluss auf die PCOS-Entstehung hat. Es ist wichtig zu wissen, welche Umweltgifte und Lebensmittel sich ungünstig auswirken und die PCOS-Entstehung begünstigen. Eine gesamtgesellschaftliche Aufgabe wird es zukünftig sein, entgegen den Interessen der Industrie für mehr Umweltschutz und mehr Gesundheit zu kämpfen, denn Umweltschutz ist auch Menschenschutz!

Da die Adipositas einer der zentralen Mechanismen ist, die zum Krankheitsbild beitragen, möchte ich weit verbreitete Vorurteile in der Bevölkerung, aber auch in der Ärzteschaft entkräften, dicke Menschen seien selbst »schuld« an ihrem Übergewicht. Außerdem sind 20–50% aller Frauen mit PCOS normalgewichtig! Es ist wichtig, die Mechanismen zu verstehen, die auch bei diesen Frauen zu einer Insulinresistenz führen können – einer der zentralen Ursachen für ein PCOS.

Mit diesem Ratgeber sind Sie in der Lage,

- die Erkrankung zu verstehen und die möglichen Ursachen bei Ihnen zu erkennen,
- die ärztliche Diagnostik nachzuvollziehen und auch für Sie sinnvolle komplementäre Diagnostik einzufordern,
- Vor- und Nachteile medizinischer Interventionen zu beurteilen,
- Ihre Ernährung umzustellen,
- eventuell vorhandenes Übergewicht auch mithilfe von »Abnehmspritzen« zu reduzieren,
- Supplemente gezielt nach Labor einzusetzen und
- Ihren Lebensstil anzupassen (in Bewegung kommen, sogenannte endokrine Disruptoren vermeiden usw.).

Ich wünsche Ihnen eine aufschlussreiche Lektüre und viel Erfolg beim Umsetzen der gewonnenen Erkenntnisse.

Ihre Sabine Barz

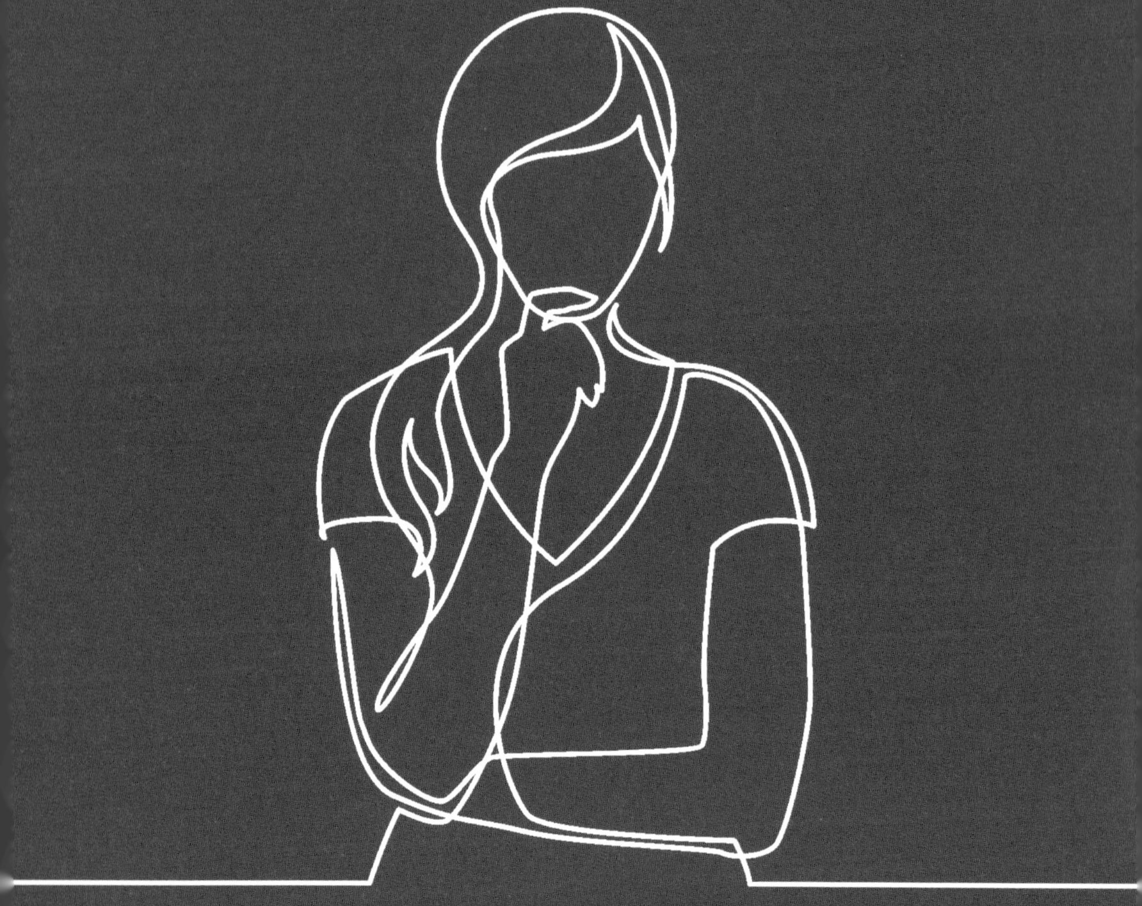

Diagnose, Symptome und Ursachen

Wie zeigt sich ein PCO-Syndrom?
Welche Symptome sind typisch?
Was gehört zur Diagnostik und was
weiß man über die Ursachen?

Was ist ein PCO-Syndrom?

Das polyzystische Ovarsyndrom, kurz PCO-Syndrom oder PCOS, ist die häufigste endokrinologische Störung bei Frauen. Ein PCOS zählt zu den Hauptgründen für Unfruchtbarkeit.

Das PCOS ist eine Stoffwechselstörung, die bei Frauen im gebärfähigen Alter auftreten kann. Die folgenden Zahlen verdeutlichen, wie häufig es ist und dass Sie nicht allein damit sind! In Deutschland sind ca. 2924 von 100 000 Frauen von einem PCO-Syndrom betroffen. Die weltweite Inzidenz (die Anzahl der Neuerkrankungen) liegt bei 1667/100 000 Frauen. Die ethnische Zugehörigkeit spielt eine Rolle für die PCOS-Häufigkeit. Das PCOS wird häufiger: In Deutschland ist die Erkrankungszahl seit 1990 um 26,3 % gestiegen, weltweit ist sie seit 1990 um 30,4 % angestiegen.

Klassische Kriterien für ein PCOS sind klinische und/oder biochemisch nachgewiesene Hyperandrogenämie, also zu viel männliche Hormone und ihre Auswirkungen, das Ausbleiben oder »Wenigerwerden« der Regelblutung und/oder war es bisher das typische Bild der Eierstöcke im Ultraschall.

Die Definition des PCO-Syndroms

Es gibt drei Merkmale, an denen man ein PCOS erkennen kann. Wenn zwei von diesen drei Merkmalen bei der ärztlichen Untersuchung festgestellt werden, führt dies zur Diagnose: polyzystisches Ovarsyndrom (= polyzystisches Ovarialsyndrom = PCOS).

Die drei Diagnose-Merkmale (Rotterdam-Kriterien) sind:

1. In den Eierstöcken (Ovarien) finden wenige oder gar keine Eisprünge mehr

statt (wenige Eisprünge = Oligoovulation; keine Eisprünge = Anovulation). Das führt häufig zu einem verkürzten Zyklus (< 21 Tage) oder einem verlängerten Zyklus (> 6 Wochen).

2. Es finden sich körperliche Zeichen (z. B. vermehrte Behaarung) und/oder veränderte Blutwerte, die auf eine erhöhte Konzentration männlicher Geschlechtshormone (= Androgene) hindeuten (= Hyperandrogenämie).
3. Bei der Ultraschalluntersuchung der Ovarien findet sich das Bild der polyzystischen Ovarien (PCO), das heißt, es sind mehrere Eibläschen sichtbar, wovon keines zum Eisprung heranreift.

Diese drei Rotterdam-Kriterien werden seit 2003 zur PCOS-Diagnose verwendet. Früher wurde das PCOS als »Stein-Leventhal Syndrom« bezeichnet, denn bereits 1935 wurde das Krankheitsbild von Stein und Leventhal anhand der Erscheinungsformen bei sieben betroffenen Frauen das erste Mal beschrieben.

Was bei der PCOS-Diagnose beachtet werden muss:

- Nur ca. 70–80 % der Frauen mit einem PCOS haben polyzystische Ovarien (PCO). Das heißt, polyzystische Ovarien allein reichen nicht zur PCOS-Diagnose aus. Und umgekehrt schließt das Fehlen von PCO nicht die PCOS-Diagnose aus. Sie muss auch dann gestellt werden, wenn Punkt 1 und 2 der Diagnosekriterien erfüllt sind.
- Da die Menstruation in jungen Jahren oft noch nicht sehr regelmäßig verläuft, sollten diese Diagnosekriterien bis zu 8 Jahre nach der ersten Regelblutung noch nicht zur Diagnosestellung herangezogen werden.
- Wichtig für alle Frauen, die die Antibabypille einnehmen, ist, dass diese Diagnostik dann nicht möglich ist, da die Eierstockfunktion durch die Pille gestoppt wird.

Klinische Phänotypen nach den Rotterdam-Kriterien:

- **Typ A:** alle drei Kriterien liegen vor = klassisches PCOS
- **Typ B:** Zyklusstörung und Hyperandrogenismus

Bei der Ultraschalluntersuchung (Sonografie) sind in einem Eierstock mehr als 20 Eibläschen (Follikel) enthalten. Das wird als polyzystisches Ovar (PCO) bezeichnet.

Quelle: Szabo A. Polyzystisches Ovarialsyndrom. In: Sohn C, Holzgreve W, Hrsg. Ultraschall in Gynäkologie und Geburtshilfe. 3., üb. Aufl. Thieme; 2012.

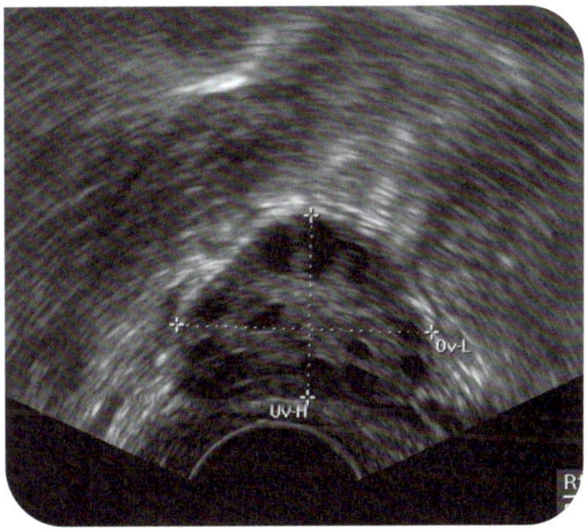

- **Typ C:** Hyperandrogenismus und polyzystische Ovarien
- **Typ D:** Zyklusstörung und polyzystische Ovarien

Was wissen wir über die Ursachen?

Die Ursachen und die Entstehungsweise (medizinisch: Pathophysiologie) des PCOS sind bisher nur ansatzweise verstanden. Sie sind auf jeden Fall vielgestaltig. Es gibt also nicht eine Ursache dieser Erkrankung, sondern viele Faktoren spielen zusammen, was zu einer Störung des hormonellen Regelkreises führt. Wahrscheinlich entsteht ein PCOS auf dem Boden einer genetischen Veranlagung in Kombination mit unserer heutigen, oft sehr ungesunden Lebensweise.

Veranlagung: Die genetische, also das Erbgut betreffende, Veranlagung zeigt sich darin, dass bei betroffenen Frauen mit einem PCOS häufig auch die Mütter davon betroffen waren oder deren Väter hormonell bedingt früh im Leben die Kopfhaare verloren haben, sie also eine Glatze hatten.

Die schematische Darstellung zeigt links einen normalen Eierstock und rechts einen polyzystischen Eierstock.

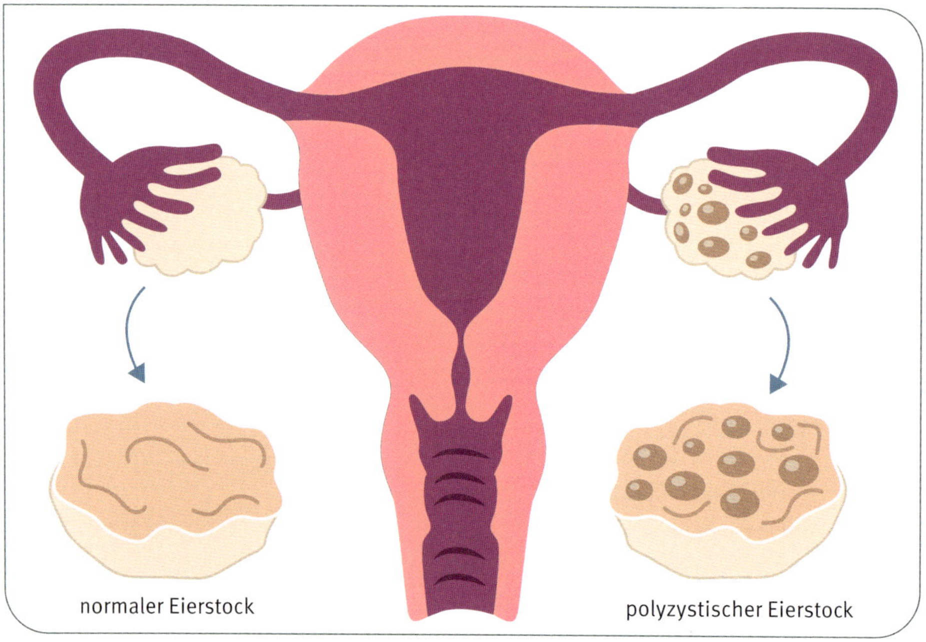

Übergewicht und Insulinresistenz: An der genetischen Veranlagung können Sie nichts ändern, aber an ungesunder und zu reichlicher Ernährung schon. Als eine weitere zentrale Ursache für ein PCOS wird nämlich Übergewicht bzw. Adipositas angesehen. Aus Übergewicht resultiert häufig eine Insulinresistenz, das heißt, die Hormonregulation des Blutzuckers funktioniert nicht mehr so, wie sie sollte. Diese Insulinresistenz wirkt sich wiederum auf weitere hormonell regulierte Stoffwechselkreise aus: Die Folge ist eine klassische PCOS-Symptomatik, bei der zu viele männliche Geschlechtshormone (Androgene) gebildet werden (= Hyperandrogenämie) und die Hormonproduktion in den Eierstöcken gestört ist (= Ovarfunktionsstörung).

Weil die Zusammenhänge zwischen Übergewicht, hormoneller Regulation und PCOS komplex sind, werden sie gleich ausführlicher behandelt (Seite 18). Die unrühmliche Rolle, die hoch verarbeitete Lebensmittel (UPFs), also industrielle Fertig- und Fastfood-Produkte, dabei spielen, lernen Sie in einem späteren Kapitel kennen (Seite 118).

Wichtig: Die Insulinresistenz, das heißt, das Nicht-Ansprechen der Zellen auf Insulin, kommt aber auch bei schlanken Frauen mit PCOS vor. Hier scheinen andere Mechanismen eine Rolle zu spielen: Neben der Vererbung scheinen ein Leaky Gut, also eine Störung der Darmbarriere, und ein gestörtes Mikrobiom im Vordergrund zu stehen.

Umweltchemikalien: Zu den weiteren Ursachen für ein PCO-Syndrom könnten funktionelle und umweltmedizinische Aspekte gehören. Erste hilfreiche Ansätze zeigen jetzt Mitteilungen im Deutschen Ärzteblatt über solche Schadstoffe wie beispielsweise Bisphenol A, die sich in Konservendosen und Plastikflaschen befinden und zu einem erhöhten Risiko für Typ-2-Diabetes führen. Nach Ansicht der europäischen Umweltagentur EEA sind 83 % der Deutschen der Chemikalie BPA in Mengen ausgesetzt, die gesundheitsschädlich wirken. Es bleibt zu hoffen, dass diese Erkenntnisse auch in ärztlichen Sprechstunden kommuniziert werden. Wie Umweltchemikalien genauer mit PCOS zusammenhängen könnten, lesen Sie im Kapitel »Endokrine Disruptoren und PCOS« (Seite 32).

Gestörtes Mikrobiom, gestörte Darmbarriere: Auch wenn sich darüber in der neuen Leitlinie aus dem Jahr 2024 leider noch nichts findet, gibt es immer mehr wissenschaftliche Arbeiten, die bereits veröffentlicht wurden.

Das Darmmikrobiom bezeichnet die Gesamtheit aller Mikroorganismen im Verdauungstrakt. In unserem Darm leben 100 Billionen Darmbakterien. Wir werden also von mehr Mikroorganismen bevölkert, als wir eigene Zellen in unserem Körper haben. Mit der Genomsequenzierung können wir heute das Darmmikrobiom umfassend darstellen. Unterschiedliche Labore in Deutschland bieten mittlerweile solche Stuhlanalysen an, wobei nicht nur die Bakterienstämme selbst (Mikrobiom), sondern auch ihre Stoffwechselprodukte (Mikrobolom) bestimmt werden können. Bei Frauen mit PCOS herrscht eine geringere Artenvielfalt der Mikroorganismen im Darm (Diversität), insbesondere Arten mit positiven Auswirkungen auf die Steuerung des Stoffwechsels sind deutlich reduziert.

Erhöhte Zonulinkonzentrationen im Stuhl und/oder I-FABP-Konzentrationen im Blut weisen auf eine Störung der sogenannten Tight Junctions hin. Das sind die spezialisierten Zellverbindungen, die für eine dichte Barriere zwischen den Darmepithelzellen sorgen. Ist die Darmbarriere zu »löchrig«, führt dies zum unkontrollierten Einstrom von Toxinen, Bakterien und Umweltschadstoffen in den Blutkreislauf: Das hinter dem Darm liegende Immunsystem reagiert mit einer Ausschüttung von Entzündungsbotenstoffen (Zytokinen), die Insulinrezeptoren in Muskel-, Fett- und Leberzellen blockieren: Es kommt zur Insulinresistenz – dem zentralen Pathomechanismus auch gerade der schlanken Frau mit PCOS.

Die PCOS-Symptome

Beim PCOS sind hormonelle Regelkreise gestört und es kommt zu einer Überproduktion von männlichen Hormonen (Androgenen). Mögliche Folgen und damit mögliche PCOS-Symptome sind:

- Eine vermehrte Körperbehaarung mit männlichem Verteilungsmuster. Das heißt, bei der betroffenen Frau können deutlich sichtbar Haare in der Mitte der Brust, an den Schultern, auf dem Rücken, auf dem Unterbauch und an den inneren Oberschenkeln wachsen (medizinischer Fachbegriff: Hirsutismus).
- Im Gesicht wachsen sichtbar Haare, die dem männlichen Bartwuchs gleichen, also auf der Oberlippe und am Kinn. Vielen Frauen ist diese »männliche Behaarung« sehr unangenehm und sie leiden darunter.
- Neben der verstärkten Körperbehaarung kann es zum Haarausfall am Kopf kommen, was viele Frauen ebenfalls als stigmatisierend empfinden.
- Bei der Ultraschalluntersuchung werden polyzystische Eierstöcke festgestellt. Dies ist aber nur bei ungefähr 70–80 % der Frauen mit einem PCOS der Fall. Die namensgebenden »Zysten« sind keine Zysten im medizinischen Sinne, sondern unreife Eizellen. Von diesen Eizellen wächst nicht, wie eigentlich vorgesehen, eine zum Eisprung heran, sondern die unreifen Eizellen verharren in einem frühen

Entwicklungsstadium. Dieses Symptom verliert nach neueren Erkenntnissen aber zunehmend an Bedeutung.
- hartnäckiges Übergewicht in Zusammenhang mit einer Insulinresistenz (s. u.)
- Akne und unreine, fettige Haut
- ausbleibende Regelblutung (Amenorrhö) oder seltenere Regelblutung (Oligomenorrhö)
- Unfruchtbarkeit
- Depression oder depressive Verstimmung

Übergewicht und Depression

Betroffene Frauen mit Übergewicht fühlen sich dadurch häufiger stigmatisiert, sind psychisch sehr belastet und werden ausgegrenzt. Die nachvollziehbare depressive Stimmungslage hat aber auch ein körperliches Korrelat, das leider auch Ärztinnen und Ärzten weitgehend unbekannt ist. Im Bauchfett finden Entzündungsreaktionen statt, bei denen Zytokine, kleine Botenstoffe und Eiweiße, freigesetzt werden, die Entzündungsreaktionen steuern. Diese versetzen den Körper in eine eher depressive Stimmungslage, allen gut bekannt bei fieberhaften Infekten.

Wie häufig sind die unterschiedlichen PCOS-Symptome?

Befundung	Symptom	Häufigkeit
Ultraschall	polyzystische Ovarien (PCO)	78 %
Laboruntersuchung	Hyperandrogenämie	77 %
	Insulinresistenz	71 %
Zyklusstörungen	Oligomenorrhö (Zykluslänge 6–8 Wochen)	73 %
	Amenorrhö (Ausbleiben der Regelblutung)	27 %
Körpergewicht	Übergewicht (BMI ≥ 25)	66 %
	Adipositas (BMI ≥ 30)	48 %
Laboruntersuchung	metabolisches Syndrom	34 %
Haut und Haare	Hirsutismus	65 %
	Akne	35 %
	Alopezie	28 %

Aus PCOS wird PMOS

Das PCO-Syndrom (PCOS) wird umbenannt in »polyendokrines metabolisches Ovarsyndrom«, abgekürzt »PMOS«. Was sind die Hintergründe und was bedeutet das konkret?

Diese Begriffsänderung wurde am 8. Mai 2026, auf Empfehlung von 56 Fachgesellschaften und Patient*innenorganisationen, beschlossen. In den kommenden drei Jahren soll die neue Bezeichnung »PMOS« in die Praxis überführt werden und 2028 bei der Überarbeitung/Aktualisierung der internationalen Leitlinie und der deutschen Leitlinie vollständig etabliert sein. Da dieser Umbenennungsprozess gerade erst begonnen hat und zurzeit noch der Begriff »PCOS« gebräuchlicher ist, wird er auch im Buch verwendet.

Dieses Syndrom betrifft weltweit mehr als 170 Millionen Frauen – und damit weltweit jede achte Frau – was die Notwendigkeit einer ganzheitlichen, zielführenden Therapie deutlich werden lässt.

Der ursprüngliche Name »PCOS« reduzierte diese komplexe endokrinologische und metabolische Störung auf eine Funktionsstörung der Eierstöcke und führte zu dem Missverständnis bei Betroffenen und Behandelnden, dass es sich hauptsächlich um Zysten des Ovars handelt. Stattdessen weist die neue Bezeichnung besser auf die damit zusammenhängenden Veränderungen hin: Das PMOS ist durch Hormonschwankungen gekennzeichnet, die sich auf das Gewicht, den Stoffwechsel und die psychische Gesundheit sowie die Haut und das Fortpflanzungssystem auswirken. Diese neuen Erkenntnisse werden sich aber erst in der neuen Leitlinie – die 2028 erstellt wird – wiederfinden!

»PCOS« als Begriff für diese Erkrankung ist deswegen unzutreffend, da er den Eindruck vermittelt, es handele sich um eine isolierte Ovarialerkrankung – die vielfältigen hormonellen und metabolischen Merkmale wurden dabei bisher eher verschleiert. Dies führte in der Vergangenheit dazu, dass es zur Verzögerung der Diagnose um 2–3 Jahre kam und oft mehrere Fachärzt*innen aufgesucht werden mussten.

Außerdem fand sich bei gesunden Frauen und Frauen mit PMOS kein Unterschied hinsichtlich der Zystenhäufigkeit. Anders als oftmals angenommen, haben Frauen mit PMOS also keine übermäßige Anzahl an Eierstockzysten, sondern viele kleine Antralfollikel, also unreife Eibläschen. Diese ähneln im Ultraschall Zysten, sind in der Regel jedoch kleiner und nicht mit Epithel ausgekleidet. Zysten dagegen führen zudem eher zu Schmerzen, Verdrehungen, Rissen oder Blutungen. Diese »polyzystische Ovarmorphologie« im Ultraschall ist für die Diagnosestellung auch nicht zwingend erforderlich.

Das Augenmerk richtet sich jetzt mehr auf

- Symptome metabolischer Natur, wie z. B. Adipositas, gestörter Zuckerstoffwechsel, Typ-2-Diabetes, Bluthochdruck, Fettstoffwechselstörungen, metabolisch bedingte Steatohepatitis (»Fettleber«), Herz-Kreislauf-Erkrankungen und Schlafapnoe,
- »Reproduktionsstörungen«, also Dysfunktionen der Eierstöcke wie Ovulationsstörungen, unregelmäßige Menstruationszyklen, Infertilität, Schwangerschaftskomplikationen und ein späteres Endometriumkarzinom (Gebärmutterkrebs),
- psychische Veränderungen, wie Depressionen, Angstzustände, verminderte Lebensqualität und Essstörungen,
- Veränderungen des Haut- und Haarbildes (»Hyperandrogenämie«), wie Akne, Alopezie und Hirsutismus.

Es fällt auf, dass bei 75 % der schlanken Frauen mit PMOS eine Insulinresistenz vorliegt; eine Tatsache, die häufig in der Literatur »übersehen« wurde und die auf andere Ursachen schließen lässt. Auch wird hier erstmals von »Darm-Hirn-Interaktionen« gesprochen, ein Themenfeld, das in der Schulmedizin noch nicht etabliert ist.

Mehrere Labore in Deutschland bieten Untersuchungen des menschlichen Mikrobioms und des Mikroboloms, also ihrer Stoffwechselprodukte, an, aus denen gezielte Maßnahmen zur Verbesserung des PMOS abgeleitet und umgesetzt werden können.

Keine Erwähnung finden weiterhin die Zusammenhänge von Umweltschadstoffen und ihren Auswirkungen auf das PMOS, obwohl wir gerade in Deutschland ein Umweltbundesamt haben, das intensiv dazu forscht.

Bleibt zu hoffen, dass sich auch diese Erkenntnisse in der nächsten Leitlinie 2028 wiederfinden!

Dieser Mechanismus ist bei einer Infektion sinnvoll, um uns zur Ruhe zur bringen, damit der Organismus alle Ressourcen der Infektabwehr zur Verfügung stellen kann. Was aber kurzfristig sinnvoll ist, kann langfristig das emotionale Wohlbefinden beeinträchtigen, bis hin zu einer Depression. Normalerweise produziert eine gesunde Darmflora neben Vitaminen auch kurzkettige Fettsäuren und Neurotransmitter, chemische Botenstoffe, die über den Vagusnerv Denken und Fühlen beeinflussen. Serotonin, das Glückshormon, gehört auch dazu. Auch diese Stoffwechselprodukte können mittlerweile in der Darmflora über spezielle Labore bestimmt werden.

Insulinresistenz und ihre Folgen

Frauen mit PCOS, auch die normalgewichtigen, leiden häufig an einer Insulinresistenz. Dies scheint ein Schlüssel zu dieser komplexen Erkrankung zu sein: Insulinresistenz bedeutet, dass die Körperzellen nicht mehr auf das hormonelle Signal des Insulins, den Zucker aus dem Blut aufzunehmen, reagieren. In der Folge steigt der Blutzuckerspiegel, was dazu führt, dass die Bauchspeicheldrüse mehr Insulin ausschüttet. Ist anhaltend zu viel Insulin im Blut, wird das als Hyperinsulinämie bezeichnet, was weiteren metabolischen Störungen den Weg bahnt, wie Fettstoffwechselstörungen, kardiovaskulären Erkrankungen und Diabetes mellitus Typ 2.

Metabolisches Syndrom: Sind Übergewicht, Bluthochdruck sowie Zucker- und Fettstoffwechselstörungen gemeinsam vorhanden, wird dies als metabolisches Syndrom bezeichnet. Ein metabolisches Syndrom wird als ernster Risikofaktor angesehen, denn es kann z. B. das Risiko für einen Typ-2-Diabetes um das 5-Fache, die kardiovaskuläre Sterblichkeit um das 2,5-Fache sowie die Gesamtmortalität um das 2-Fache ansteigen lassen.

Hyperandrogenämie: Die Insulinresistenz begünstigt zum einen Übergewicht, weil das Hormon den Körper veranlasst, immer mehr Energie zu speichern, zum anderen fördert sie die Produktion weiterer männlicher Hormone. Ein Zuviel an männlichen Hormonen (= Androgene) wird Hyperandrogenämie genannt. Die Androgene wirken zusammen mit dem luteinisierenden Hormon (LH) auf ovarielle Enzyme und auf die Produktion von Sexualhormon-bindendem Globulin (SHBG) durch die Leber.

Lebererkrankung MASLD: Frauen mit PCOS haben auch ein 2,2-fach erhöhtes Risiko für die Entwicklung einer bestimmten stoffwechselassoziierten Lebererkrankung, und zwar unabhängig vom BMI: MASLD, was für »Metabolic Associated Steatotic Liver Disease« steht, die früher als nicht alkoholische Fettlebererkrankung bezeichnet wurde. Eine MASLD verläuft mit uncharakteristischen Symptomen wie Müdigkeit (»Der Schmerz der Leber ist die Müdigkeit«) und kann bei weiterem Fortschreiten zur MASH (= metabolische Dysfunktion-assoziierte Steatohepatitis) führen.

Obstruktive Schlafapnoe: Außerdem haben Frauen mit PCOS – unabhängig vom BMI – ein deutlich erhöhtes Risiko für ein obstruktives Schlafapnoe-Syndrom (oSAS): Ein oSAS zeigt sich durch lautes, unregelmäßiges Schnarchen mit Atemaussetzern, nächtlichem Schwitzen, Tagesmüdigkeit und Sekundenschlaf am Tag.

Gebärmutterkrebs: Bei einem PCOS ist relativ zu viel Östrogen vorhanden. Denn durch das Ausbleiben des Eisprungs entsteht zu wenig Progesteron als Östrogen-Gegenspieler, zudem wird aus dem zu reichlich vorhandenen männlichen Hormon Testosteron ebenfalls Östrogen gebildet. Dieser relative Östrogenüberschuss kann zur Bildung eines Gebärmutterkörperkrebses (Endometriumkarzinom) führen. Daher sollte bei einer jungen Frau, die keine Menstruation hat (Amenorrhö) und keine Antibabypille nimmt, regelmäßig ein Ultraschall gemacht werden. Auch bei älteren Frauen mit PCOS in der Vorgeschichte ist zum Ausschluss eines möglichen Endometriumkarzinoms die Ultraschallkontrolle der Gebärmutterschleimhaut wichtig. Daher ist eine genaue Erhebung der Vorgeschichte (Anamnese) bei der älteren Frau von Seiten des Arztes oder der Ärztin unerlässlich.

Die hormonellen Mechanismen

Übergewicht mit hohen Blutzuckerwerten führt also über die Hyperinsulinämie zur Insulinresistenz, die zu vermehrtem Auftreten männlicher Hormone führt. Die Mechanismen sind komplex. Die Abbildung bietet einen Überblick. Sie können sich die Zusammenhänge so vorstellen:

Insulin steigert in den Granulosazellen des Eierstocks die Aktivität des Enzyms Aromatase, das im Eierstock und im peripheren Fettgewebe dazu führt, dass vermehrt Androgene (= männliche Hormone) in Östrogene (= weibliche Hormone) umgewandelt werden. Dieser permanente Östrogeneinfluss, verbunden mit chronischem Mangel an Progesteron (da kein Eisprung stattfindet), kann letztlich zur Endometriumhyperplasie, also einem zu hohen Schleimhautaufbau mit Risiko für ein Endometriumkarzinom (Gebärmutterkrebs), führen.

Einerseits erhöht das Insulin durch Veränderungen im Hypothalamus (erhöhte LH-Sekretion bei normaler FSH-Sekretion) die Androgenbildung (Androstendion und Testosteron) in den Thekazellen des Eierstocks und fördert damit die Bildung männlicher Hormone, andererseits führt dieser Mechanismus zu Störungen des Menstruationszyklus (Amenorrhö, Oligomenorrhö, Anovulation und daraus folgender Unfruchtbarkeit).

Die Hyperinsulinämie führt in der Leber zu Fettstoffwechselstörungen und einer Hemmung der Bildung von Sexualhormon-bindendem Globulin (SHBG), das normalerweise das männliche Hormon Testosteron im Blut bindet und so dessen Wirkung deutlich abschwächt. Zudem stimuliert Insulin das Enzym 5α-Reduktase (SRD5), das unter anderem in den Zielzellen das Geschlechtshormon Testosteron in seine biologisch aktivste Form Dihydrotestosteron (DHT) umwandelt. Die Folge sind erhöhte Spiegel von Dihydrotestosteron, die zu Akne, fettiger Haut (Seborrhö = Überproduktion von Hautfetten durch Talgdrüsen der Haut) und zu Haarausfall am Kopf oder vermehrter Körperbehaarung führen.

Hormonelle Fehlregulationen und das Zuviel an männlichen Hormonen (= Hyperandrogenämie) spielen eine zentrale Rolle bei der Entstehung eines PCOS.

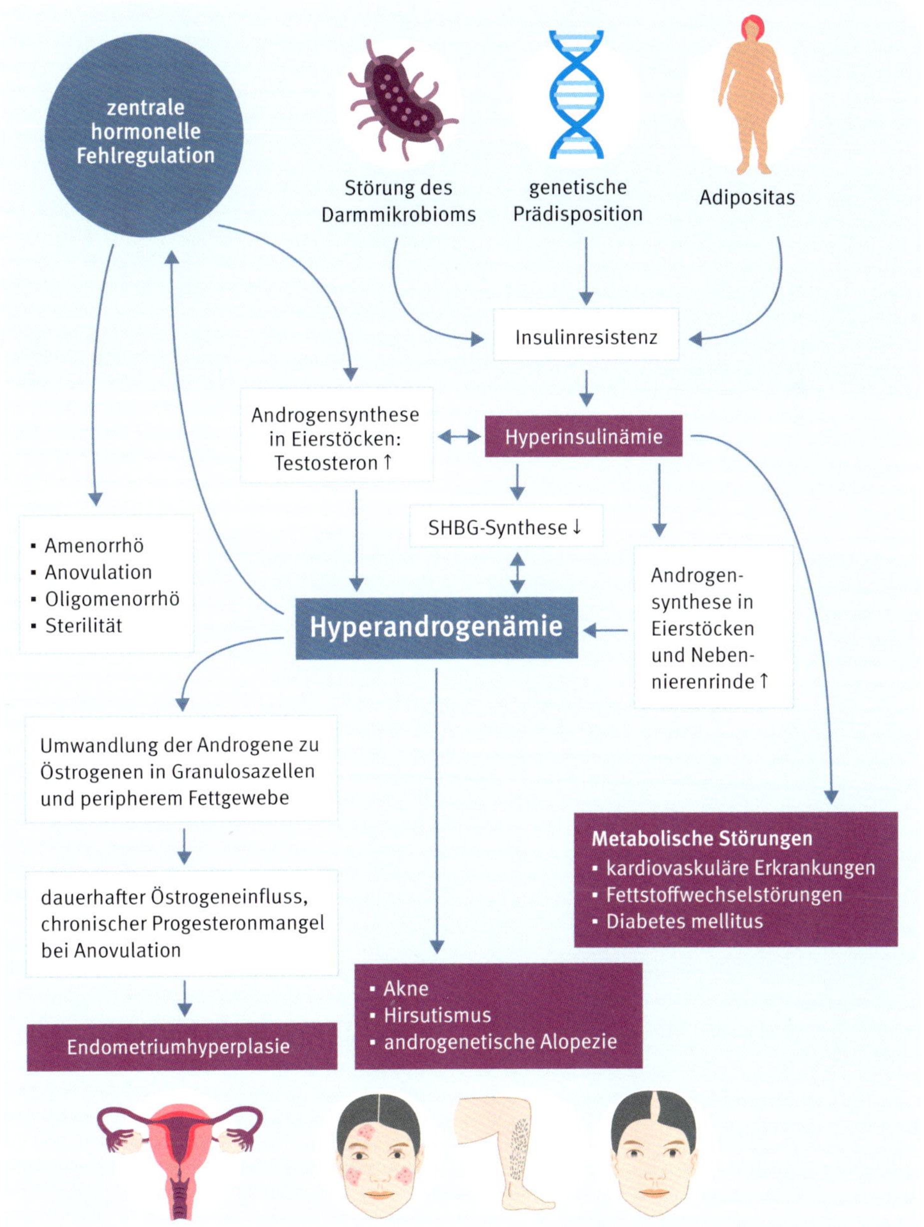
zentrale hormonelle Fehlregulation
Störung des Darmmikrobioms
genetische Prädisposition
Adipositas
Insulinresistenz
Androgensynthese in Eierstöcken: Testosteron ↑
Hyperinsulinämie
SHBG-Synthese ↓
▪ Amenorrhö
▪ Anovulation
▪ Oligomenorrhö
▪ Sterilität
Hyperandrogenämie
Androgen-synthese in Eierstöcken und Neben-nierenrinde ↑
Umwandlung der Androgene zu Östrogenen in Granulosazellen und peripherem Fettgewebe
dauerhafter Östrogeneinfluss, chronischer Progesteronmangel bei Anovulation
Endometriumhyperplasie
▪ Akne
▪ Hirsutismus
▪ androgenetische Alopezie
Metabolische Störungen
▪ kardiovaskuläre Erkrankungen
▪ Fettstoffwechselstörungen
▪ Diabetes mellitus

Wie die Geschlechtshormone gebildet werden

Die Wirkung der Sexualhormone ist dosisabhängig und ihre Konzentration unterscheidet sich je nach Geschlecht. Bei Männern überwiegen die androgenen, bei Frauen die östrogenen Wirkungen.

Androgene werden bei Frauen in den Eierstöcken und in geringer Menge auch in der Nebennierenrinde gebildet. Ihre Synthese verläuft ausgehend vom Cholesterin über Progesteron bis hin zu Testosteron und Dihydrotestosteron, den wichtigsten Androgenen. Östrogene werden bei der Frau vor allem in den Eierstöcken, im Fettgewebe und in der Nebennierenrinde gebildet, während der Schwangerschaft aber auch in der Plazenta.

Östrogene beeinflussen bei der Frau die Bildung und die Entwicklung der Geschlechtsorgane und -merkmale. Sie steuern den Menstruationszyklus und bereiten eine Befruchtung vor. Die wichtigsten Östrogene sind Östradiol, Östriol und Östron, von denen Östradiol am wirksamsten ist.

Gestagene werden im Gelbkörper (Corpus luteum) des Eierstocks und in der Plazenta gebildet. Sie sind für die Vorbereitung und Aufrechterhaltung der Schwangerschaft von essenzieller Bedeutung. Das wichtigste Gestagen ist Progesteron.

Bildung der Steroidhormone: Sowohl die männlichen (Androgene) als auch die weiblichen Sexualhormone (Östrogene, Gestagene) sind Steroidhormone, wobei die Östrogene aus den Androgenen hervorgehen. In der Nebennierenrinde werden vor allem Hormonvorstufen (Dehydroepiandrosteron und Androstendion) produziert, die in den verschiedenen Geweben dann in die aktiven Sexualhormone umgewandelt werden.

Zwischenprodukte bei der Synthese von Sexualhormonen wie Testosteron, die sich wie alle Steroidhormone vom Cholesterin ableiten, sind Pregnenolon wie auch das Gestagen Progesteron.

- Aus Pregnenolon entsteht über Hydroxypregnenolon enzymatisch (17α-Hydroxylase) Dehydroepiandrosteron (DHEA). DHEA kann von einer Sulfotransferase in DHEA-Sulfat oder von der 3β-Hydroxysteroid-Dehydrogenase in Androstendion umgewandelt werden.
- Aus Progesteron wird mithilfe des Enzyms 17,20-Lyase zunächst 17α-Hydroxyprogesteron und dann Androstendion.

Die nur relativ schwach wirksamen Androgene DHEA, DHEA-Sulfat und Androstendion dienen vor allem als Vorstufen. Sie werden peripher in die wichtigsten Androgene Testosteron und Dihydrotestosteron oder auch in Östrogene wie Östradiol umgewandelt.

Androstendion kann zu Testosteron (Enzym: 17β-Hydroxysteroid-Dehydrogenase) oder zu Östron (via 19-Hydroxylase-Aromatase-Komplex) umgewandelt werden.

Testosteron wiederum kann z. B. im Fettgewebe, in den Eierstöcken und der Nebennierenrinde von der Aromatase in Östradiol umgewandelt werden und ist damit ein Zwischenprodukt der Östrogensynthese oder es kann von einer Steroid-5α-Reduktase zu 5-Dihydrotestosteron (DHT) reduziert werden. Sowohl Östradiol als auch Östron können in der Leber und in der Plazenta in Östriol umgewandelt werden.

Diagnostik eines PCO-Syndroms

Was gehört zur Diagnosestellung? Neben dem Erfragen der Symptome, der sichtbaren Anzeichen und früher auch dem Ultraschallbild sind auch verschiedene Laboruntersuchungen sinnvoll.

Am Anfang der Untersuchung sollte das ärztliche Gespräch stehen. Ihre Frauenärztin bzw. Ihr Frauenarzt erfragt die medizinisch relevante Vorgeschichte. Das wird als Anamnese-Erhebung bezeichnet. Dabei wird nach möglichen Zyklusunregelmäßigkeiten gefragt:

- Drei Jahre nach Auftreten Ihrer ersten Regelblutung (Menstruation) sollte der Abstand vom ersten Tag der Blutung bis zum Beginn der nächsten Regelblutung nicht mehr als 35 Tage betragen.
- Der Zyklus sollte aber auch nicht kürzer als 21 Tage sein (vom ersten Tag der Regelblutung bis zum erneuten Beginn der Menstruation).
- Sowohl bei zu langem als auch bei zu kurzem Zyklus kann es sein, dass es nicht zum Eisprung kommt. Das ist im Labor nachweisbar. Bei Frauen mit verlängertem Zyklus ist es sehr viel häufiger, dass kein Eisprung erfolgt.

Untersuchungen in der gynäkologischen Praxis

Bei der körperlichen Untersuchung werden Haut und Haare beurteilt: Vermehrte männliche Hormone zeigen sich durch Akne, Pustelbildung und unreine Haut; am Körper kann ähnlich wie bei einem Mann an Brust, Unterbauch und Rücken sowie Kinn und Oberlippe vermehrte Behaarung auftreten.

Ferriman-Gallwey-Score: Dieses für ein PCOS-typische Behaarungsmuster wird durch den Ferriman-Gallwey-Score erfasst. Ab einem Scorewert von 4–6 spricht man von Hirsutismus. Falls Sie diese für viele Frauen sehr störende Behaarung bei sich regelmäßig entfernen (sei es durch Rasur, Auszupfen oder Epilation, wobei die Haare mitsamt Haarwurzel entfernt werden), können Sie das Behaarungsmuster anhand der Abbildung bei sich auch selbst erfassen.

Der Ludwig-Score, den es seit 1977 gibt, ist ein Instrument, das von Fachleuten genutzt wird, um den weiblichen Haarausfall des Kopfhaares zu klassifizieren. Diese Skala ist in Stufen unterteilt, wobei jede weitere Stufe einen höheren Grad des Haarausfalls anzeigt.

Ultraschallbild: Wenn Sie einverstanden sind, wird Ihre Frauenärztin bzw. Ihr Frauenarzt dann bei Ihnen eine Ultraschalluntersuchung der Eierstöcke durchführen. Dazu wird der Schallkopf in die Scheide eingeführt. Polyzystische Ovarien waren bisher das genaueste Kriterium für ein PCOS. Werden in mindestens einem Eierstock mehr als 20 Follikel per Ultraschall festgestellt, besteht der dringende Verdacht auf ein PCOS. Dann sollten umfangreiche Blutuntersuchungen folgen. Wenn Sie die Antibabypille ein-

Anhand des Ferriman-Gallwey-Scores werden das Behaarungsmuster sowie die Stärke der Behaarung erfasst.

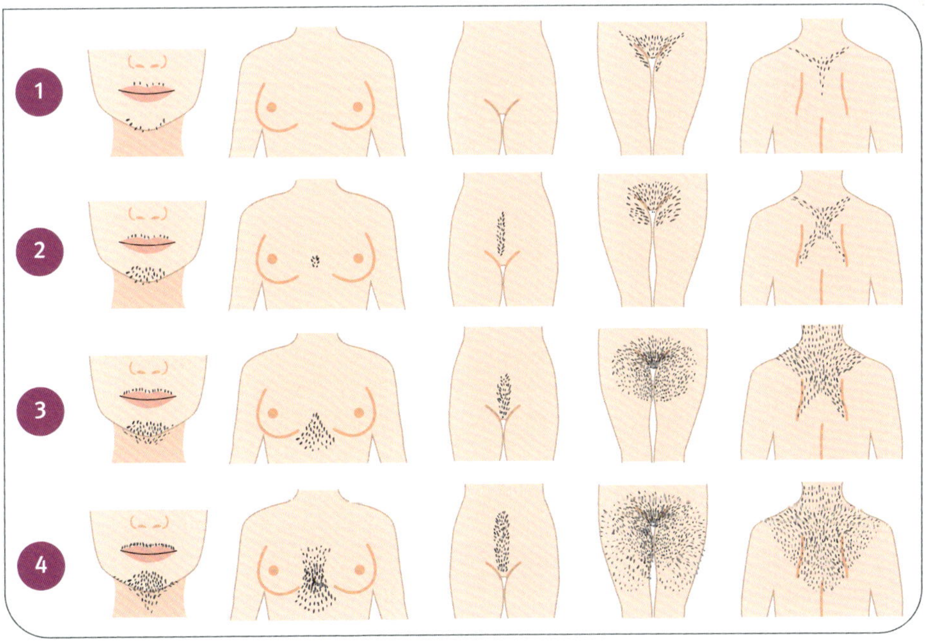

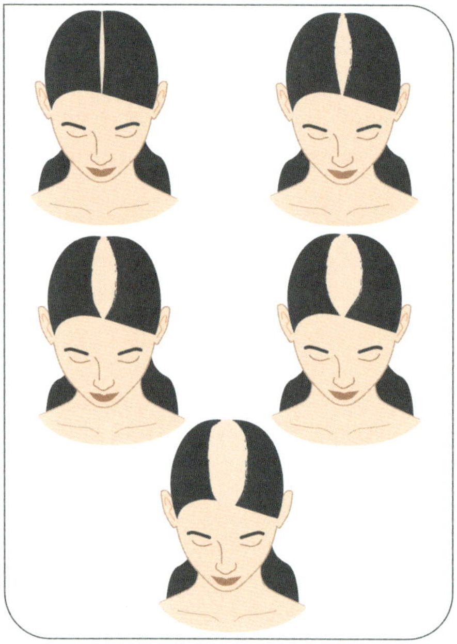

Der Ludwig-Score beurteilt das Ausmaß des Haarausfalls am Kopf.

nehmen, ist die Ultraschalluntersuchung nicht aussagekräftig. Soll diese durchgeführt werden, müssten Sie in Absprache mit Ihrer Frauenärztin bzw. Ihrem Frauenarzt zunächst die Einnahme für 3 Monate aussetzen.

Auch sollte regelmäßig der Blutdruck gemessen werden, da die veränderte Stoffwechsellage beim PCOS zu einer schlechteren Regulation des Wasser- und Elektrolytgehalt des Körpers beiträgt: Das Blutvolumen steigt und damit auch der Blutdruck. Dies schädigt dann langfristig die Blutgefäße.

Laboruntersuchungen

Beim PCOS sind bestimmte hormonelle Regelkreise gestört, wodurch zu viele männliche Hormone (Androgene) produziert werden. Anhand der genannten Laborparameter lässt sich feststellen, warum und wo es zur Hyperandrogenämie kommt. Am Regelkreis für die Funktion der Eierstöcke ist das Gehirn mit dem Hypothalamus (unterste Etage des Zwischenhirns) und der Hypophyse (Hirnanhangdrüse) beteiligt.

Besteht bei Ihnen der Verdacht auf ein PCOS, werden bestimmte Laborwerte in der frauenärztlichen Praxis bestimmt bzw. die Bestimmung in einem Labor veranlasst. Der richtige Zeitraum für die Hormonbestimmungen ist der zweite bis fünfte Zyklustag, morgens nüchtern. Bei PCOS-Verdacht werden die Kosten für alle diese Laborparameter von allen Krankenkassen übernommen.

Welche Laboruntersuchungen können nötig sein?

- Bestimmung der Geschlechtshormone
- Hormone der Nebennieren bestimmen
- Stoffwechselwerte: Blutfette und Blutzucker (Seite 28)
- Weitere Routine-Untersuchungen (Seite 29)

Sie können sich Ihren Laborbefund mit Ihren Blutergebnisse in der Praxis ausdrucken lassen. Bei allen Befunden werden neben Ihren gemessenen Werten auch die normalen Referenzbereiche für alle Blutparameter angegeben, sodass Sie selbst nachvollziehen können, welche Ihrer Werte erhöht oder erniedrigt sind.

Bestimmung der Geschlechtshormone

Neben der Konzentration des follikelstimulierenden Hormons (FSH) und des luteinisierenden Hormons (LH) sollte auch der Testosteronspiegel bestimmt werden. Außerdem sollte das freie Testosteron, das auch ersatzweise mithilfe des freien Androgen-Indexes ausgedrückt werden kann, sowie das Transportprotein für die Geschlechtshormone (SHBG) im Blut bestimmt werden. Hormone werden in der Regel im Blut an Eiweiße gebunden und haben dann nur Bruchteile ihrer Wirkung. Das Sexualhormon-bindende Globulin (SHBG) ist bei Frauen mit PCOS häufig sehr niedrig, was bedeutet, dass zu viel freies Testosteron im Blut ist. Dies führt dann zur »Androgenisierung« (Vermännlichungserscheinungen) und stört die Entwicklung der Eibläschen im Eierstock.

Das Anti-Müller-Hormon (AMH) kann ersatzweise mitbestimmt werden, wenn ein Ultraschall nicht möglich oder nicht erwünscht ist. Normalerweise spiegelt das AMH die Follikelreserve wider. Beim PCOS ist das AMH erhöht, weil viele Eibläschen vorliegen. Die Werte liegen dann oft über 5 ng/ml.

Hormone der Nebennieren bestimmen

In seltenen Fällen (< 1 %) liegt den Vermännlichungserscheinungen ein Defekt im Bereich der Nebenniere zugrunde. Der häufigste Defekt ist das adrenogenitale Syndrom (AGS), eine angeborene hormonelle Störung der Nebennierenrinde.

Unsere Nebennieren, die den beiden Nieren aufliegen, sind hormonproduzierende Drüsen. In der Nebennierenrinde werden verschiedene Steroidhormone hergestellt, die alle Cholesterin als Grundgerüst haben. Dazu gehören auch Glukokortikoide (Kortisol), Androgene (Testosteron) und Aldosteron. Die Hormonproduktion wird durch das Nebennierenrinden-stimulierende Hormon (adrenocortikotropes Hormon, ACTH) reguliert, das in der Hirnanhangdrüse (Hypophyse) gebildet wird. Das ACTH wiederum wird durch ein Hormon aus dem Zwischenhirn (Hypothalamus) reguliert, das Corticotropin-Releasing-Hormon (CRH). Zu diesem Regelkreis gehört auch die negative Rückkopplung auf die Hypophyse und den Hypothalamus, wenn ausreichend Nebennierenrindenhormone vorhanden sind.

Beim AGS liegt in 90 % der Fälle in unterschiedlicher Ausprägung ein Defekt des Enzyms 21-Hydroxylase vor. Die Enzymrestaktivität liegt beim nicht-klassischen AGS (Late-onset-AGS) zwischen 20 % und 50 %. Zeichen können eine vorzeitige

Schambehaarung, Akne und ein relativer Hochwuchs sein. Manche Patientinnen fallen erst durch eine ausbleibende Regelblutung oder einen unerfüllten Kinderwunsch auf.

Gemessen wird dies am Parameter 17-OH-Progesteron, der beim Enzymdefekt 21-Hydroxylase-Mangel ansteigt. Es finden sich auch erhöhte Werte für DHEAS, Androstendion und Testosteron. Besteht der Verdacht eines Enzymdefekts der Nebennierenrinde, wird Ihr Frauenarzt bzw. Ihre Frauenärztin zusätzliche Tests machen und die entsprechenden Therapieschritte einleiten.

Stoffwechselwerte: Blutfette und Blutzucker

Da mit dem PCO-Syndrom tiefgreifende Stoffwechselveränderungen verbunden sind, sollten auch die Blutfettwerte bestimmt werden:

- Gesamt-Cholesterin-Wert
- Low-Density-Lipoprotein-Cholesterin (LDL-Cholesterin). Das LDL ist das Transport-Lipoprotein, das Cholesterin von der Leber in andere Organe transportiert. Der LDL-Cholesterin-Wert sollte möglichst niedrig sein. Hier gibt es unterschiedliche Zielwerte, je nachdem, wie viele andere Risikofaktoren vorliegen.
- High-Density-Lipoprotein-Cholesterin (HDL-Cholesterin). Das HDL dagegen bringt das Cholesterin aus den Geweben über das Blut zurück in die Leber, wo es verstoffwechselt und dann ausgeschieden werden kann. Gut sind Werte von mindestens 45 mg/dl.
- Triglyzerid-Werte
- Non-HDL-Cholesterin
- Lipoprotein a, Lp(a)

Unabhängig vom BMI weisen Frauen mit PCOS höhere Triglyzeridwerte, LDL- und Non-HDL-Cholesterin-Werte auf, was zum höheren kardiovaskulären Risiko beiträgt.

Fettleberindex: Bei einem BMI > 35 und einem Alter < 30 sollten zusätzlich die Kriterien einer MASH bestimmt werden: GOT (= AST), GPT (= ALT) und Thrombozytenzahl. MASH bedeutet »Metabolische Dysfunktion-assoziierte Steatohepatitis«, das ist eine stoffwechselbedingte Entzündung der Leber, die als Hauptursache von Leberfibrose und -zirrhose gilt.

Metabolisches Syndrom: Das Risiko für ein metabolisches Syndrom im weiteren Leben ist um 40 % erhöht! Zum metabolischen Syndrom gehören abdominelle Adipositas, Bluthochdruck (auch hochnormale Werte ab 130 mmHg, systolisch), Fettstoffwechselstörung mit Hypertriglyzeridämie und erniedrigtem HDL-Cholesterin sowie Insulinresistenz bzw. gestörte Glukosetoleranz. Man spricht auch vom »tödlichen Quartett«, es ist der entscheidende Risikofaktor für eine Erkrankung der arteriellen Gefäße, insbesondere auch der Herzkranzgefäße.

Oralen Glukose-Toleranz-Test durchführen

Ist die PCOS-Diagnose gesichert und Ihr BMI liegt unter 25, reicht gemäß Leitlinie die Bestimmung des Nüchtern-Blutzuckers sowie des Langzeitblutzuckerwertes HbA1c. Bei einem BMI > 25 oder einem Schwangerschaftsdiabetes in der Vorgeschichte oder/und einem Diabetes Typ 2 in der Familienanamnese sollte ein Zuckerbelastungstest erfolgen, wobei auf nüchternen Magen eine Lösung mit 75 g Glukose getrunken wird. Anschließend werden nach 1 und 2 Stunden die Blutzuckerwerte gemessen. Bei Frauen mit PCOS sieht man bei diesem oralen Glukose-Toleranz-Test sehr schnell ansteigende Zuckerwerte im Blut sowie einen deutlich erhöhten Insulinwert. Dies ist ein Hinweis auf eine Insulinresistenz: Das Insulin steigt stärker an, da die Zellen nicht mehr so schnell auf normale Insulinspiegel reagieren.

Weitere Routine-Untersuchungen

Schilddrüsenwerte: Da Frauen mit PCOS ein dreimal höheres Risiko für eine autoimmunbedingte Schilddrüsenunterfunktion (Autoimmunthyreoiditis) haben, sollten die Schilddrüsen-Parameter bestimmt werden. Die Ausbildung von Autoimmunerkrankungen steht ebenfalls in engem Zusammenhang mit der Schädigung der Darmbarriere. Veränderte Werte für TSH (Thyroidea stimulierendes Hormon), ft4 und gegebenenfalls TPO-Antikörper deuten auf eine gestörte Schilddrüsenfunktion hin. Um sicher einen Tumor des Hypophysenvorderlappens nicht zu übersehen, sollte auch Prolaktin bestimmt werden. Sollte bei Ihnen der Verdacht auf Morbus Cushing bestehen, wird ein 24-Stunden-Urin-Cortisol-Test durchgeführt.

Gebärmutter-Ultraschall: Durch die andauernde Stimulation der Gebärmutterschleimhaut durch Östrogene kann es, insbesondere bei deutlich selteneren Regelblutungen, zu einer Endometriumhyperplasie (zu viel Schleimhautaufbau in der Gebärmutterhöhle) kommen, daraus könnte sich ein Endometriumkarzinom entwickeln. Daher ist es wichtig, gerade bei diesen Frauen regelmäßig eine Ultraschalluntersuchung durchzuführen.

Berliner Fragebogen zur Schlafapnoe: Sollten Sie morgens nicht erholt aufwachen, am Tage unter Konzentrationsstörungen und Müdigkeit leiden oder von Ihrem Partner oder Ihrer Partnerin auf lautes Schnarchen angesprochen werden, ist es sinnvoll, den Berliner Fragebogen, den Sie kostenlos im Internet finden, auszufüllen: Die Beurteilung basiert auf 13 Fragen zu Schnarchverhalten, Atempausen und Tagesschläfrigkeit. Schlafapnoe birgt große gesundheitliche Risiken wie Herz-Kreislauf-Erkrankungen, Diabetes Typ 2, Gedächtnisprobleme am Tag, Depressionen und Tagesmüdigkeit.

Zusatz-Untersuchungen

Es gibt weitere Laboruntersuchungen, die hilfreich sind, aber in der Regel nicht von den gesetzlichen Krankenkassen bezahlt werden.

Mineralstoffe und ihre toxischen Gegenspieler

Dazu gehören die Mineralstoffanalyse im Vollblut sowie die Bestimmung von ihren toxischen Gegenspielern im Blut. Toxische Metalle verdrängen Mineralstoffe und greifen in Stoffwechselwege ein, dies kann zu chronischen Entzündungen, Bluthochdruck, Nierenschäden und Störungen des Fettstoffwechsels führen.

Studien zeigen bereits, dass insbesondere Arsen und Blei mit hormonellen Veränderungen (LH-Wert und das LH/FSH-Verhältnis im Blut) korrelieren. Insbesondere eine erhöhte Bleikonzentration im Blut war positiv mit einer erhöhten Konzentration des Nüchterninsulins und des HOMA-Index verbunden. Quecksilber und Cadmium können bereits in niedrigen Dosierungen toxisch wirken und Stoffwechselvorgänge behindern. Hohe Cadmium- und Quecksilberwerte in der Follikelflüssigkeit, also der Flüssigkeit in den Eibläschen, stehen in signifikantem Zusammenhang mit dem Auftreten von PCOS.

Wenn bei Ihnen hohe Konzentrationen von toxischen Metallen im Blut festgestellt wurden, sollten Sie sich an eine Ärztin bzw. einen Arzt mit der Zusatzbezeichnung »Umweltmedizin« wenden, damit diese toxischen Metalle aus Ihrem Körper ausgeleitet werden. Eine Minderversorgung mit Mineralstoffen kann die PCOS-Problematik verstärken und ein gezielter Ausgleich kann die Stoffwechselproblematik verbessern.

Bestimmung der B-Vitamine

Wichtig ist auch die Bestimmung der bioaktiven B-Vitamine: Für Frauen mit PCOS sind aus der Gruppe der B-Vitamine vor allem B6, B12 und B9 (Folsäure) wichtig, da sie dafür sorgen, dass das gefäßschädigende Homocystein abgebaut werden kann. Zudem können hohe Follikelflüssigkeit- und Serumkonzentrationen von Homocystein die Östrogensynthese unterdrücken und daher das Follikelwachstum und die Eizellreifung bei Frauen mit PCOS beeinträchtigen.

Weitere Blutwerte

- Omega-3-Fettsäuren wirken antientzündlich, ein Übermaß an Omega-6-Fettsäuren hingegen eher proentzündlich. Da sich gerade im Bauchfett erhebliche Entzündungsvorgänge abspielen, ist es wichtig, Defizite an Omega-3-Fettsäuren auszugleichen.

- Ebenfalls sinnvoll ist die Untersuchung von freiem Vitamin D3, dem genauesten Parameter für eine Aussage über eine ausreichende Vitamin-D-Versorgung.
- Adiponektin kann als Verlaufsparameter bestimmt werden. Adiponektin wird später (Seite 71) noch ausführlicher vorgestellt.
- Grundsätzlich sollte auch die Untersuchung des Mikrobioms erfolgen: Die Parameter für einen durchlässigen Darms (Leaky Gut), Zonulin im Stuhl, I-FABP im Blut sowie die kurzkettigen Fettsäuren (SCFAs) Acetat, Propionat und Butyrat sollten gemessen werden.
- Auch die Bestimmung des BDNF (Brain derived Neurotropic Factor) im Blut ist sinnvoll, gerade bei depressiver Stimmungslage.

Endokrine Disruptoren und PCOS

Endokrine Disruptoren sind Substanzen, die aus industriellen Produkten in die Umwelt gelangen und die hormonellen Abläufe bei Mensch und Tier schädigen.

Diese Substanzen verändern unsere hormonelle Regulation, weil sie als Fremdhormone die Bildung, die Ausschüttung, die Speicherung und den Transport von Hormonen stören oder die Bindung an den Hormonrezeptoren verhindern oder fördern. Endokrine Disruptoren haben Einfluss auf erwachsene Menschen, Kinder und das Ungeborene im Mutterleib.

Intensiv geforscht wird zu endokrinen Disruptoren mit dem Projekt ENDOMIX, das offiziell am 1. Januar 2024 gestartet ist. In diesem Projekt will das Helmholtz Zentrum für Umweltforschung (UFZ) in Koordination mit anderen europäischen Partnern die bislang verborgenen Gefahren hormonell wirksamer Chemikalien (EDCs) erforschen und ihre Auswirkungen auf die menschliche Gesundheit entschlüsseln.

Auch wenn noch nicht alle Erkenntnisse gesichert sind, gibt es jedoch bereits Ergebnisse: Tagtäglich sind wir einer Vielzahl von Umwelthormonen ausgesetzt: Sie kommen beispielsweise als Weichmacher in Plastikprodukten vor und können über die Nahrung, die Haut oder durch das Einatmen kleinster Partikel in unseren Körper gelangen. Diese Umwelthormone sind allesamt Stoffe, die aus der Industrie und künstlichen Produkten (Kunststoffe, Plastik etc.) in die Umwelt gelangen und dort Schaden anrichten. »Umwelthormone sind tatsächlich allgegenwärtig, wir können uns ihnen kaum entziehen«, sagt Prof. Ana Zenclussen, Immunologin und Leiterin des Departments Umweltimmunologie am Helmholtz-Zentrum für Umweltforschung (UFZ). »Auch wenn wir nur kleinste Mengen dieser Substanzen aufnehmen, dies aber über einen längeren Zeitraum, so kann das ernsthafte Auswirkungen auf unsere Gesundheit haben.«

Endokrine Disruptoren können auch in der Schwangerschaft über epigenetische Mechanismen in den Keimzellen des werdenden Kindes nachfolgende Generationen nachhaltig – möglicherweise ein Leben lang – beeinflussen. Dabei handelt es sich nicht um Mutationen, bei denen das Erbgut verändert wird, sondern um die Beeinflussung des Ablesens von Genen, wodurch bestimmte Gene nicht mehr in ein funktionstüchtiges Protein und damit in eine Information übersetzt werden können. Fachlich ausgedrückt geht es um Veränderungen in der Genfunktion durch DNA-Methylierung, Histonmodifikationen und microRNA-Interferenzen, die ohne eine Änderung in der DNA-Sequenz auftreten (Epigenetik). Das werdende Kind hat damit eventuell einen zum Beispiel veränderten Stoffwechsel und kann diese Eigenschaft möglicherweise auch noch weitervererben.

Problematisch ist die Einordnung von Effekten, da endokrine Disruptoren nicht immer einem Dosis-Wirkungs-Prinzip folgen, wie das bei klassischen toxikologischen Substanzen der Fall ist, sondern in der Mischung veränderte Effekte zeigen oder zum Beispiel in niedrigen Konzentrationen Effekte zeigen, die bei höherer Dosierung wieder aufgehoben sind. Damit sind eindeutige Zuordnungen nicht immer möglich, entbinden die Verantwortlichen in Politik und Gesundheit jedoch nicht, auf mögliche Zusammenhänge für die ratsuchende Frau mit PCOS hinzuweisen.

Im Folgenden möchte ich mit Ihnen einige Erkenntnisse teilen, die man zu endokrinen Disruptoren (EDCs) im Zusammenhang mit Übergewicht und PCOS gewonnen hat.

Neue Erkenntnisse zu Parabenen

Die Bezeichnung Parabene leitet sich von para-Hydroxybenzoesäure ab. Parabene verfügen, wie die verwandte Benzoesäure, über eine antimikrobielle und fungizide Wirkung und insbesondere die Ester werden daher in der pharmazeutischen Industrie, in Kosmetika seit über 80 Jahren sowie in bestimmten Lebensmitteln häufig als Konservierungsmittel eingesetzt. In kosmetischen Produkten zugelassen sind para-Hydroxybenzoesäure (Paraben), Methylparaben, Ethylparaben, Propylparaben, Butylparaben sowie von einigen Parabenen deren Natrium-, Kalium- und Calcium-Salze.

Stufte das wissenschaftliche Komitee für Verbrauchersicherheit (Scientific Committee on Consumer Safety) 2020 Parabene noch als sicher ein, fand man in der Mutter-Kind Studie »LINA« (einer Langzeitstudie des Helmholtz Zentrums für Umweltforschung zusammen mit der Charité und dem Berlin Institute of Health) schädigende Effekte: Nämlich, dass die Exposition der Mütter mit Paraben-haltigen Kosmetika in der Schwangerschaft zu kindlichen Allergien, Atemwegserkrankungen und Übergewicht führen kann.

Im Tierversuch fand man heraus, dass ein für die Steuerung des Hungergefühls maßgebliches Gen namens Proopiomelanocortin (POMC) im Gehirn der jungen Mäuse erstaunlich herunterreguliert war. Verantwortlich dafür ist eine epigenetische Veränderung, die verhinderte, dass das POMC-Gen abgelesen werden konnte. »Unter dem Einfluss von Parabenen während der Schwangerschaft entstehen bei den Nachkommen offensichtlich epigenetische Veränderungen, die die Regulation des natürlichen Sättigungsgefühls langfristig stören. Dadurch nehmen diese dann mehr Nahrung auf«, erläuterte Dr. Tobias Polte, UFZ-Umweltimmunologe, die Ergebnisse.

Wie Bisphenole und Phthalate Übergewicht fördern

In einer Arbeit aus dem Jahr 2024 konnte gezeigt werden, dass insbesondere Phthalate und Bisphenole sowohl beim werdenden Kind im Mutterleib als auch beim Menschen im späteren Leben durch verschiedene Mechanismen Adipositas fördern. Bisphenole und Phthalate werden zwar relativ schnell aus dem menschlichen Körper ausgeschieden, die Halbwertszeit beträgt rund 24 Stunden, aber dadurch, dass sie allgegenwärtig sind, werden wir jedoch fortwährend mit ihnen konfrontiert. Bisphenol A (BPA) wird aufgrund seiner Ähnlichkeit mit einem synthetischen Östrogen als »Xenoöstrogen« eingestuft, also einer Verbindung mit östrogenartiger Wirkung auf das Hormonsystem.

EDCs wie BPA und Phthalate können an der Entwicklung von Adipositas und damit verbundenen Stoffwechselstörungen beteiligt sein:

- Die Anzahl und die Größe der Fettzellen steigen über epigenetische Einflüsse.
- Sie erhöhen das Risiko für Übergewicht.
- Über neuroendokrine Mechanismen beeinflussen sie Appetit und Sättigungsgefühl.
- Sie erzeugen ein entzündliches Milieu im Fettgewebe und damit die Entwicklung einer Insulinresistenz.
- Über proentzündliche Aktivierungswege fördern sie eine »stille Entzündung«, die zu Übergewicht und Adipositas führen kann.

Die andauernde Exposition gegenüber Bisphenol A (BPA) und Phthalaten fördert über vielfältige Wege eine Gewichtszunahme und eine Adipositas.

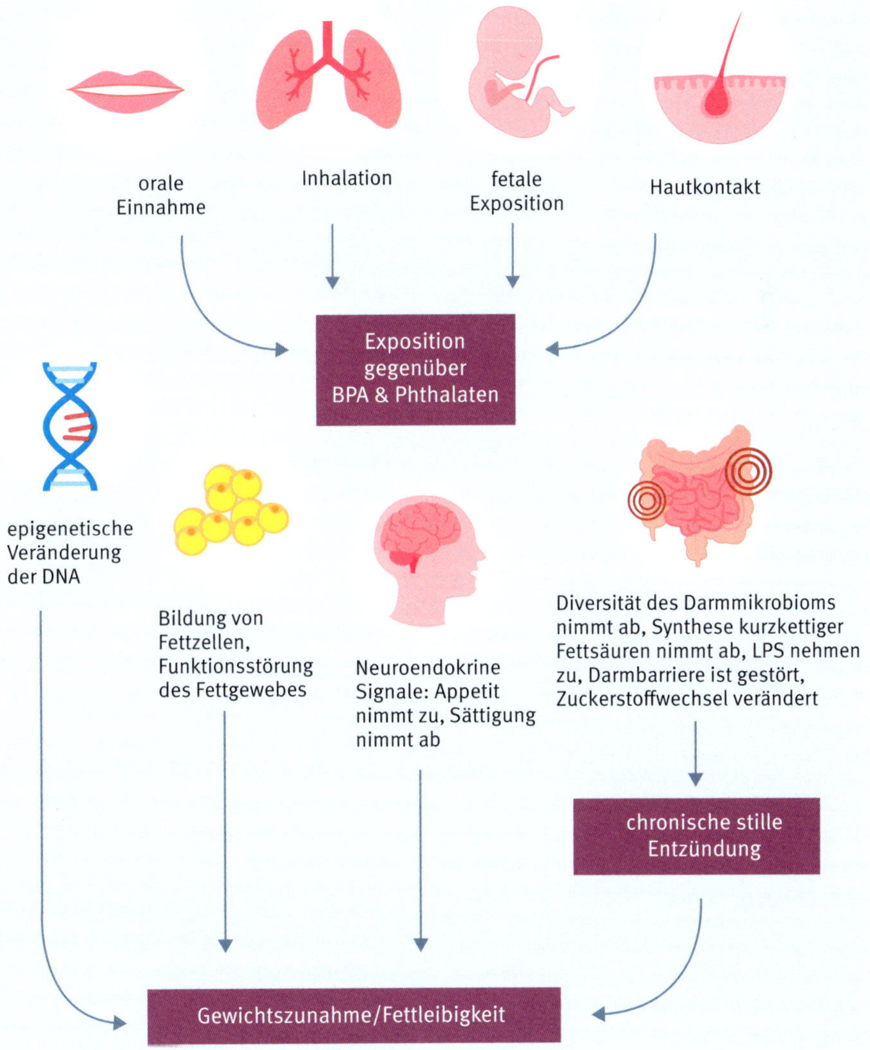
orale Einnahme
Inhalation
fetale Exposition
Hautkontakt
Exposition gegenüber BPA & Phthalaten
epigenetische Veränderung der DNA
Bildung von Fettzellen, Funktionsstörung des Fettgewebes
Neuroendokrine Signale: Appetit nimmt zu, Sättigung nimmt ab
Diversität des Darmmikrobioms nimmt ab, Synthese kurzkettiger Fettsäuren nimmt ab, LPS nehmen zu, Darmbarriere ist gestört, Zuckerstoffwechsel verändert
chronische stille Entzündung
Gewichtszunahme/Fettleibigkeit

- Sie sorgen für eine Dysregulation des Darmmikrobioms, eine Schädigung der Darmbarriere (Leaky Gut) und eine verminderte Anzahl kurzkettiger Fettsäuren (SCFAs).
- Sie aktivieren den »Master-Regulator« des Fettgewebes und fördern so die Fettzellbildung.

Darüber hinaus können Bisphenole an das Sexualhormon-bindende Globulin (SHBG) binden und damit den Androgenspiegel erhöhen, da das SHBG dann nicht mehr für die Bindung der männlichen Hormone zur Verfügung steht.

Bisphenole und Phthalate können die Plazentaschranke überwinden; sie sind in der Lage, die Pubertät vorzuverlegen oder hinauszögern. Die Anzahl der Fettzellen ist am Ende der Kindheit festgelegt, aber: Sowohl die Anzahl der Fettzellentwicklung aus Stammzellen als auch die Entwicklung zu reifen Fettzellen können über Störung von PPARγ und PPARα (Seite 40) durch Bisphenole und Phthalate gestört werden. Auch alternative Bisphenole wie Bisphenole S (BPS), F (BPF), B (BPB), C (BPC), E (BPE), AF (BPAF), P (BPP) und Z (BPZ) haben androgene, östrogene und obesogene Eigenschaften.

Worin stecken Bisphenole?

Bisphenole finden sich in Gegenständen des täglichen Gebrauchs. Bisphenol A entsteht bei der Herstellung von Kunststoffen und Epoxidharzen, die in der Elektroindustrie vielseitig eingesetzt werden. Es wird insbesondere über Lebensmittel aus Konservendosen aufgenommen, findet sich aber auch in Wasserflaschen und Spielzeug und befindet sich in Alltagsgegenständen aus Hartplastik: Trinkbecher und -flaschen, Lebensmittelbehälter, Mikrowellengeschirr, optische Datenträger (CDs, DVD), Kunstglas, Brillengläser, Gehäuse von elektrischen Geräten (z. B. Computer, Handys, Kaffeemaschinen, Wasserkocher) sowie Armaturen. BPA ist seit 2016 in bestimmten Konzentrationen nicht mehr in Thermopapieren wie Kassenzetteln, Paketaufklebern oder Parktickets erlaubt. Die tolerierbaren Mengen in Lebensmitteln (Tolerable Daily Intake, TDI) werden vom Bundesinstitut für Risikobewertung (BfR) und der europäischen Behörde für Lebensmittelsicherheit (Efsa) unterschiedlich eingestuft.

- Laut Efsa beträgt die TDI für Bisphenol A zurzeit 0,2 ng (Nanogramm) pro kg Körpergewicht und Tag.
- Davor lag der Wert bei 4 µg (Mikrogramm) pro kg Körpergewicht und Tag, also noch 20.000-mal höher.
- Bis 2007 galt sogar noch eine TDI von 50 µg (Mikrogramm) pro kg Körpergewicht und Tag.

Das BfR hingegen hält den Efsa-Grenzwert für zu streng und empfiehlt eine TDI von 200 ng (Nanogramm) pro kg Körpergewicht und Tag, also einen Wert, der um das 1000-Fache höher liegt als die TDI der Efsa.

BPA gilt schon lange als gesundheitsschädlich

Bereits vor 20 Jahren wurde in wissenschaftlichen Arbeiten der Zusammenhang zwischen hohen Bisphenolgehalten und erhöhten männlichen Hormonen Testosteron, Androstendion und DHEAS festgestellt. Die Serum-BPA-Konzentrationen waren signifikant höher bei übergewichtigen und normalgewichtigen Frauen mit PCOS im Vergleich zu normalgewichtigen Frauen ohne PCOS.

Bisphenol A führt zudem in der Schwangerschaft zur erhöhten Frühgeburtlichkeit, einem niedrigen Geburtsgewicht sowie Fehlgeburten. Es folgte eine Fülle weiterer wissenschaftlicher Arbeiten mit ähnlichen Ergebnissen; daher wundert es umso mehr, dass diese Zusammenhänge mit Frauen, die von PCOS betroffen sind, nicht erörtert und Verhaltensempfehlungen ausgesprochen werden.

Mit einer App des BUND können Sie Bisphenole wie BPA (Bisphenol A) und Parabene aufspüren, indem Sie die Barcodes von Alltagsprodukten scannen. Die App zeigt an, ob ein Produkt Schadstoffe enthält, zum Beispiel hormonell wirksame Stoffe sowie Nanopartikel und Mikroplastik.

Phthalate

Phthalate dienen als Weichmacher bei der Herstellung flexibler PVC-Produkte (Vinylböden, PVC-Kabel und -Drähte usw.) und sind in Körperpflegeprodukten und Kosmetika, Parfüms, Produkten für Kinder; Klebstoffen und Dichtstoffen; medizinischen Geräten; Baustoffen; Beschichtungen, Textilien und Teppichen enthalten. Produkte für Kinder sind dann verdächtig auf Phthalate, wenn sie sich in der Hand wie ein Gummi, elastisch, flexibel und weich anfühlen.

Orthophthalate sind die häufigste Art von Phthalaten und umfassen Diethylphthalat (DEP), Dibutylphthalat (DBP), Diisobutylphthalat (DIBP), Diisononylphthalat (DINP) und Di(2-Ethylhexyl) Phthalat (DEHP). Insbesondere die letztgenannten DHEP fanden sich in allen Körperflüssigkeiten. Die EU hat zwar mit Wirkung von Dezember 2023 die Verwendung von DHEP eingeschränkt, international gibt es jedoch keine allgemeingültigen Richtwerte. Die jetzt mehr eingesetzten Weichmacher ohne Phthalate müssen aber ebenfalls auf metabolische und endokrinologische Aspekte hin untersucht werden.

Phthalate reichern sich durch ihre Fettlöslichkeit in Nahrungsmitteln an, sie werden aber auch über die Haut und das Einatmen aufgenommen, besonders betroffen sind am Boden, z. B. auf Auslegwaren, PVC-Boden, spielende Kleinkinder. Einige Phthalate können auch die Plazenta passieren. Bisphenole und Phthalate können in umweltmedizischen Laboren im Urin bestimmt werden.

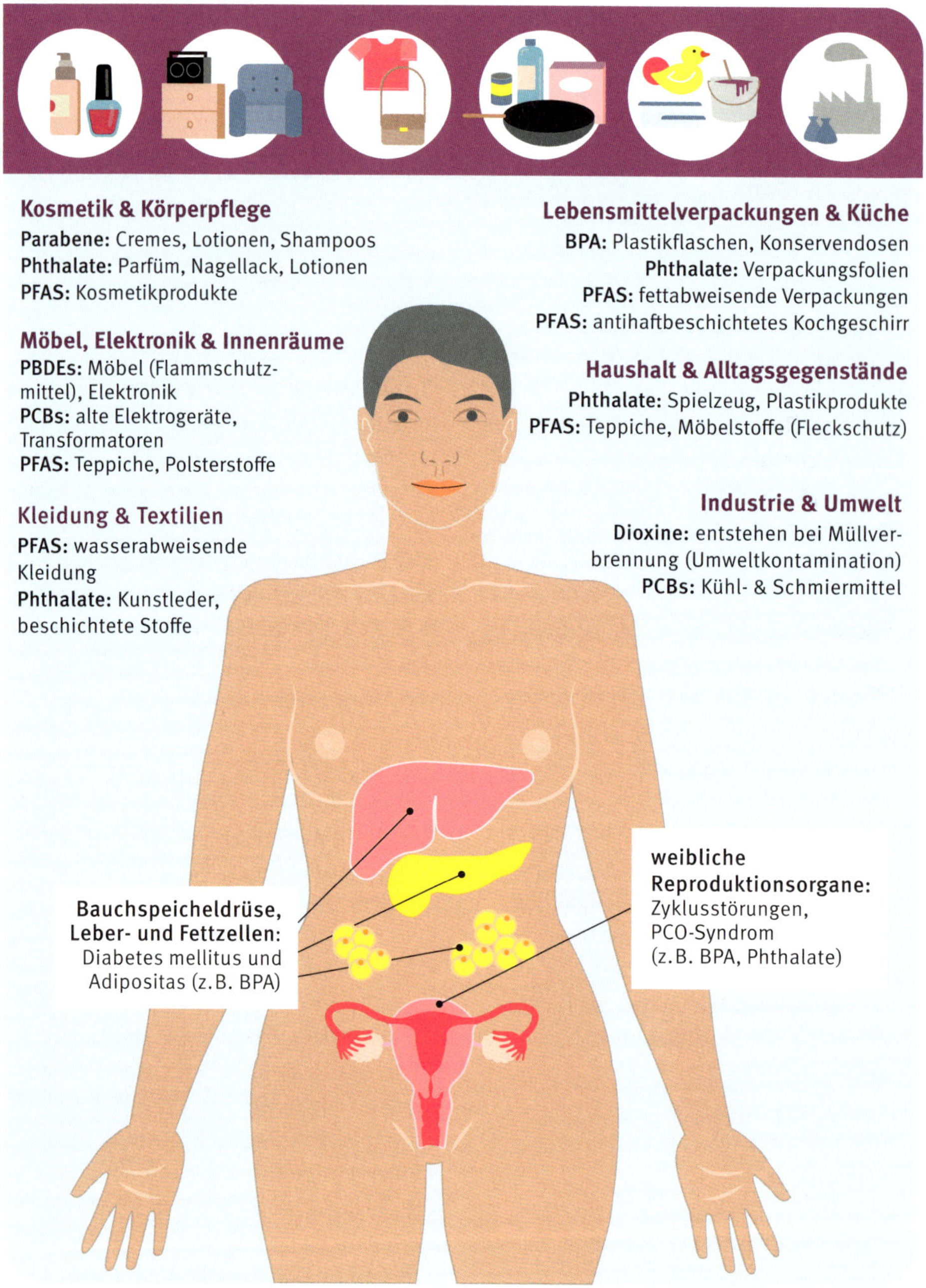
Kosmetik & Körperpflege
Parabene: Cremes, Lotionen, Shampoos
Phthalate: Parfüm, Nagellack, Lotionen
PFAS: Kosmetikprodukte
Möbel, Elektronik & Innenräume
PBDEs: Möbel (Flammschutzmittel), Elektronik
PCBs: alte Elektrogeräte, Transformatoren
PFAS: Teppiche, Polsterstoffe
Kleidung & Textilien
PFAS: wasserabweisende Kleidung
Phthalate: Kunstleder, beschichtete Stoffe
Lebensmittelverpackungen & Küche
BPA: Plastikflaschen, Konservendosen
Phthalate: Verpackungsfolien
PFAS: fettabweisende Verpackungen
PFAS: antihaftbeschichtetes Kochgeschirr
Haushalt & Alltagsgegenstände
Phthalate: Spielzeug, Plastikprodukte
PFAS: Teppiche, Möbelstoffe (Fleckschutz)
Industrie & Umwelt
Dioxine: entstehen bei Müllverbrennung (Umweltkontamination)
PCBs: Kühl- & Schmiermittel
Bauchspeicheldrüse, Leber- und Fettzellen: Diabetes mellitus und Adipositas (z.B. BPA)
weibliche Reproduktionsorgane: Zyklusstörungen, PCO-Syndrom (z.B. BPA, Phthalate)

PFAS – das Jahrhundertgift

PFAS steht für Per- und polyfluorierte Alkylsubstanzen: Es sind wasser-, fett- und schmutzabweisende Chemikalien, die sich in der Natur nicht oder kaum abbauen. Es sind also echte Ewigkeitschemikalien. PFAS sind nicht sichtbar, nicht zu riechen oder zu schmecken und sie kommen wegen ihrer wasser-, fett- und schmutzabweisenden Eigenschaften in vielen Alltagsprodukten vor:

- Pfannen, Raclette-Grills, Waffeleisen, Sandwichmakern
- Backpapier, Fast-Food-Verpackungen (z. B. Burgerboxen, Pommestüten, Dönertüten)
- Wasserfiltern
- Shampoo, Kosmetika, Zahnseide
- Regenjacken
- Pflanzenschutzmitteln
- Teppichen
- Imprägniersprays für Textilien und Schuhe
- Wachsen und Schmiermitteln (z. B. in Ski-Wachsen)
- Antibeschlagmitteln (z. B. für Brillen)
- Kabelummantelungen
- Fotopapieren, Klebeetiketten
- Druckfarben und Lacken, Feuerlöschschäumen
- Elektronikgeräten
- Wärmepumpen

« Endokrine Disruptoren sind in vielen Alltagsprodukten enthalten.

2023 haben NDR, WDR und SZ mit anderen europäischen Partnermedien mehr als 1500 Orte in Deutschland gefunden, die nachweisbar mit PFAS belastet sind. Gemäß dieser Recherche gibt es in Deutschland nach wie vor 6 Fabriken, die PFAS produzieren – mit erheblichen Auswirkungen auf die Verseuchung der Umwelt (den Link zur Website mit der interaktiven Deutschlandkarte und dem Artikel finden Sie im Anhang, Seite 135). Bei ihrer Verarbeitung in der Industrie gelangen PFAS über Abgase und Abwasser in die Luft und ins Wasser. Über Regen, Schnee und durch Bewässerung in der Landwirtschaft gelangen sie in den Boden und damit in Lebensmittel und ins Trinkwasser. Fisch, Eier, Meeresfrüchte und Fleisch sind häufig stark PFAS-belastet.

PFAS binden an PPARs

PFAS binden an bestimmte Rezeptoren, sogenannten PPARs (Peroxisom-Proliferator-aktivierte Rezeptoren), und stören damit deren Funktion. Peroxisomen sind kleine Zellorganellen, die als Enzyme für den Abbau von Stoffen Peroxidasen und Katalasen enthalten. Die meisten Peroxisomen finden sich in Leber- und Nierenzellen. Peroxisomen entgiften unsere Zellen, sie bauen Ethanol (Alkohol) und Fettsäuren ab und bilden Fette für die Myelinscheiden (Biomembranen) um Nervenfasern. Beim Abbau von Ethanol und Fettsäuren entsteht Acetyl-CoA, das unsere Mitochondrien zur Energiebildung nutzen.

Was sind PPARs?

PPARs sind Rezeptoren im Zellkern, die bei Aktivierung (durch natürliche Stoffe, Medikamente) meist stoffwechselpositive Aktionen auslösen.

PPARα wird in hohem Maße in der Leber sowie in der Niere, dem Darm und dem Herz exprimiert. Die Aktivierung von PPARα hat Effekte auf die Blutfettwerte: Reduktion der zirkulierenden Triglyzeride, Steigerung der Aufnahme freier Fettsäuren, Erhöhung der Fettsäureoxidation und eine HDL-Erhöhung bei gleichzeitiger Reduktion der LDL-Konzentration. Darüber hinaus hat die Aktivierung von PPARα antientzündliche Effekte.

PPARβ ist in nahezu allen Geweben des menschlichen Organismus nachweisbar. Der Rezeptor reguliert in erster Linie Gene mit Wirkung auf den Fettstoffwechsel. In Versuchen an adipösen Tieren bewirkte die Aktivierung von PPARβ eine Verbesserung verschiedener Parameter des Stoffwechsels sowie eine Reduktion des Körpergewichts.

PPARγ finden sich fast in jedem Gewebe. Die Aktivierung von PPARγ bewirkt eine Verbesserung des Glukosestoffwechsels sowie der Insulinsensitivität und steigert die Aufnahme freier Fettsäuren. Die Aktivierung von PPARγ hat auch antientzündliche Effekte.

PPARs haben weitere Funktionen im Körper: Sie sind an der Ausbildung des Mutterkuchens (Plazenta) beteiligt; greifen PFAS ein, kommt es vermehrt zu Schwangerschaftsdiabetes und erhöhtem Blutdruck, eventuell kombiniert mit Eiweißausscheidung im Urin. Zudem beeinträchtigen PFAS das Wachstum des Kindes im Mutterleib und können zu Verhaltensauffälligkeiten und späterem Übergewicht führen.

PFAS werden in Deutschland seit den späten 1940er Jahren produziert und könnten mitverantwortlich sein für die Entwicklung eines PCOS-Syndroms. In Nahrungsmitteln tragen Fischfleisch, Obst und Obstprodukte sowie Eier und Eiprodukte am meisten zur menschlichen Exposition mit PFAS bei.

Mögliche Kombinationswirkungen von Chemikalien im Mutterleib werden in einem neuen Forschungsvorhaben »Panoramamix« auf mögliche gesundheitliche Risiken untersucht. Es soll untersucht werden, inwieweit Gemische verschiedener Stoffe schädliche Wirkungen auf das Ungeborene haben, die durch das bisherige Bewertungssystem nicht ausreichend erklärt werden. Diese Studie unter Mitarbeit des Bundesinstituts für Risikobewertung (BfR) läuft seit November 2021 und wird am 30. Oktober 2025 beendet.

Empfehlungen, um PFAS zu meiden

Was Sie tun können, um Ihre PFAS-Belastung möglichst gering zu halten:

- Verwenden Sie für alle Lebensmittel wiederverwendbare Verpackungen aus Glas, Keramik oder Metall.
- Wenn Sie neue Outdoor-Kleidung, Schuhe und Imprägniermittel kaufen, achten Sie auf die Bezeichnung »fluorfrei«, »frei von PFC« oder »ohne PFAS«.
- Meiden Sie Textilien, Kleidung, Polster und Teppiche mit den Hinweisen »fleckgeschützt«, »wasserabweisend« oder »ölabweisend«, denn diese Produkte können PFAS enthalten.
- Verwenden Sie keine Kosmetika mit »fluoro« im Namen.
- Meiden Sie Papier, Pappe, Stoffe, plastikfreies Einweggeschirr und andere Materialien, wenn Öl auf der Oberfläche runde Tröpfchen bildet.

Umweltchemikalien meiden

Für alle Frauen, die unter PCOS leiden, könnten die beschriebenen Zusammenhänge teilweise eine Erklärung für ihre stoffwechselaktiven Störungen sein (Übergewicht, Hyperandrogenämie). Vor allem, wenn bei Ihnen ein Kinderwunsch besteht, ist es sinnvoll, die beschriebenen Umweltschadstoffe nach Möglichkeit zu meiden, um Ihr werdendes Kind vor gesundheitlichen Gefahren zu schützen, da bereits in der vorgeburtlichen Phase Stoffwechselprozesse des Kindes geprägt werden.

Da Studienergebnisse in der Regel veröffentlicht werden, wäre es sinnvoll, wenn Ärztinnen und Ärzte diese Erkenntnisse in der Beratung von Frauen mit PCOS und/oder Kinderwunsch thematisierten. Frauen mit Kinderwunsch sind verständlicherweise sehr daran interessiert, wie sie sich und ihr werdendes Kind schützen können. Das setzt voraus, dass behandelnde Ärztinnen und Ärzte die gewonnenen neuen Wissensinhalte an betroffene Frauen weitergeben können und wollen, auch wenn eine ursächliche Beziehung zwischen Schadstoff und Stoffwechselfolgen noch nicht vollständig gesichert ist.

Hilfe bietet hier, sowohl den beratenden Ärztinnen und Ärzten als auch den betroffenen Frauen, der WECF (Women engage for a common future) mit seinen informativen Broschüren des Projekts »Nestbau« (Link und Adresse finden Sie in den Empfehlungen, Seite 135). Dies ist ein Projekt der WECF mit Sitz in München, die sich die Förderung der Kindergesundheit während der Schwangerschaft und von Geburt an zur Aufgabe gemacht haben.

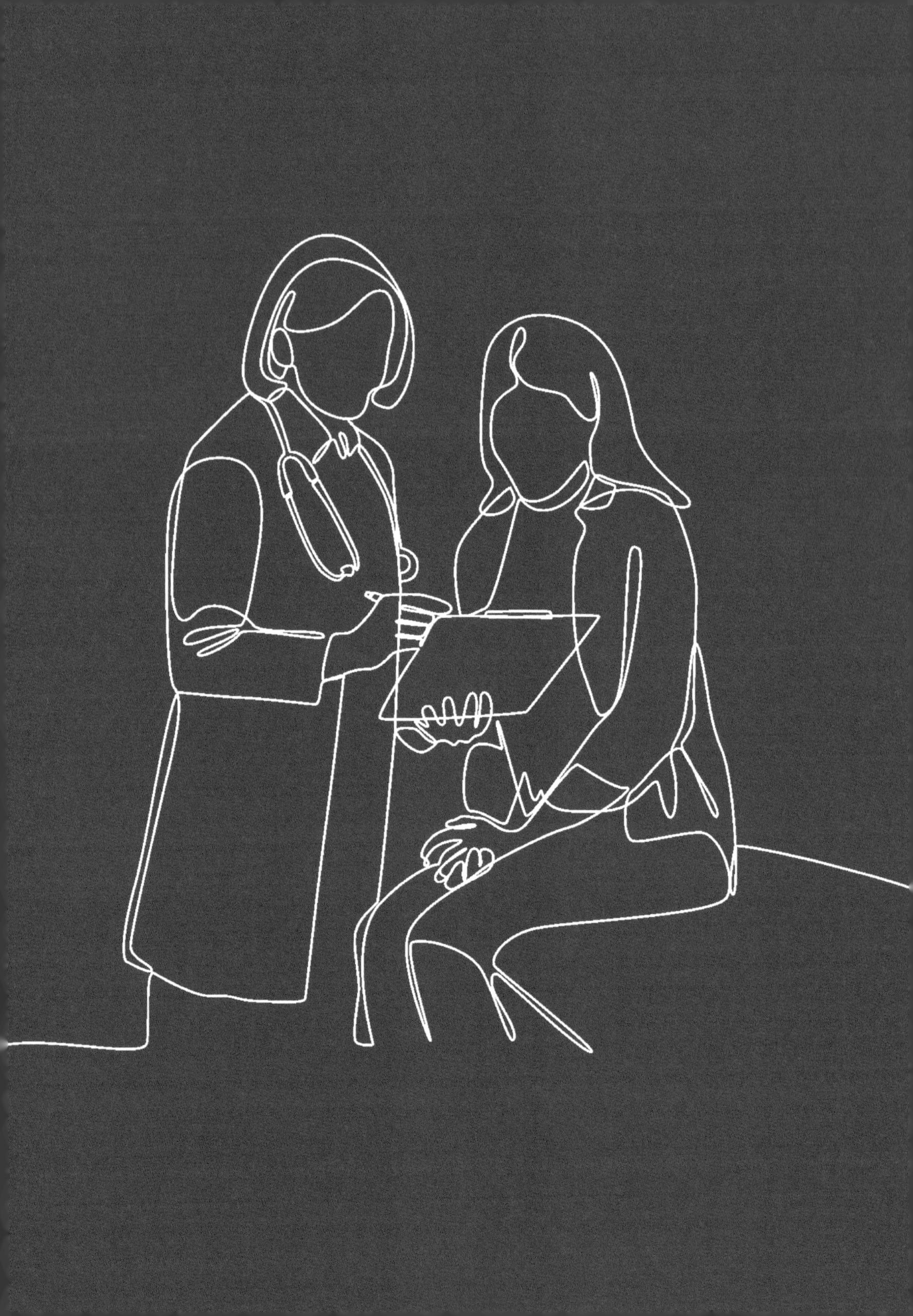

Behandlungs-möglichkeiten

Ein PCOS lässt sich nicht nur schulmedizinisch behandeln, sondern auch zusätzlich oder alternativ mit Supplementen und komplementärer Therapie.

Medikamentöse Therapie

Möglicherweise haben Sie schon frustrierende Erfahrungen hinter sich, in dem Versuch, sich Hilfe zu holen. Vielleicht wurde bei Ihnen in der frauenärztlichen Praxis als »klarer Fall« zügig PCOS diagnostiziert.

Häufig wird nur ein Rezept für die Antibabypille ausgestellt, um eine regelmäßige Blutung herbeizuführen und Akne und Hirsutismus zu behandeln. Ihr schon lange bestehender Leidensdruck, die vielen verzweifelten Abnehmversuche und die depressive Stimmungslage kamen gar nicht zur Sprache. Ich möchte Sie ermutigen, dennoch nicht zu resignieren, sondern sich vielmehr ein Hilfe-Team zusammenzustellen, das Sie gezielt und kompetent auf Ihrem Weg unterstützen kann. Dazu gehören:

- Ein Arzt oder eine Ärztin mit Kenntnissen in funktioneller Medizin, denn es braucht eine ausreichende Diagnostik und eine umfassende Therapiestrategie, zu der auch weitere Medikamente, Nährstoffe und komplementäre Methoden gehören können. In diesem Kapitel geht es um die leitliniengerechte medikamentöse Behandlung und im nächsten Kapitel (Seite 61) lernen Sie komplementäre Behandlungsmethoden sowie möglicherweise für Sie sinnvolle Supplemente (nach Laboranalyse) kennen.
- Eine Fachperson zur ernährungsberatenden Begleitung: Wenn viele Kilos heruntermüssen, gibt es vieles zu beachten; Sie brauchen Geduld und Unterstützung. Ich schildere daher später genau (Seite 85), welche Ernährungsweise die PCO-Symptome lindert, Ihr Darmmikrobiom stärkt und Ihnen beim Abnehmen hilft. Einige Rezeptideen (Seite 104) zeigen, wie lecker und vielfältig gesunde, ballaststoffreiche Ernährung sein kann.

- Eventuell eine Psychotherapeutin oder einen Psychotherapeuten, um die Depression oder depressive Verstimmung anzugehen und mögliche Abnehmblockaden mit Ihnen gemeinsam aufzuspüren und zu lösen.

Leitlinien zur PCOS-Therapie

Zunächst möchte ich Ihnen vorstellen, wie die schulmedizinische Behandlung eines PCO-Syndroms aussieht. Dazu gibt es sogenannte medizinische Leitlinien, sowohl auf internationaler als auch auf nationaler Ebene. Diese Leitlinien gibt es für viele Krankheitsbilder; sie dienen Ärzten und Ärztinnen als Behandlungsrichtlinie, sind aber nicht rechtlich bindend. Diese Leitlinien entstehen durch ein repräsentatives Gremium, das seine Empfehlungen durch eine systematische Recherche, Auswahl und Bewertung der vorhandenen Literatur (z.B. zu durchgeführten Studien) und strukturierte »Übereinstimmung« findet. Die Leitlinie zum PCOS wurde 2025 umfassend ergänzt und überarbeitet. Sie ist online für jeden frei zugänglich. Den Link dazu finden Sie im Serviceteil. In Leitlinien werden die Therapiemöglichkeiten anhand der Studiendaten unterschiedlich gewichtet.

Kritisch anmerken muss man, dass Studien in der Regel, sofern es um Medikamente geht, von der Pharmaindustrie bezahlt werden. Zu vergleichsweise preisgünstigen, pflanzlichen Präparaten, alternativen Methoden oder auch Nahrungsergänzungsmitteln gibt es selten aussagekräftige Studien, was aber nicht bedeutet, dass sie nicht wirksam sind. Es fehlt schlicht der wirtschaftliche Anreiz, weshalb diese alternativen Methoden in den Leitlinien nicht empfohlen werden.

Ein weiterer Kritikpunkt ist, dass häufig – wenn auch nicht als Ersttherapie – Medikamente eingesetzt werden, die auch gerade Therapieansätze aus der Komplementärmedizin zunichtemachen können. Beispiele hierfür sind Spironolacton, ein kaliumsparendes Diuretikum, Tetrazykline wie Doxycyclin und Isotretinoin, ein starkes Vitamin-A-Derivat, mit teilweise erheblichen Nebenwirkungen. Doxycyclin zum Beispiel reduziert die Vielfalt der Bakterienarten im Darm, fördert krank machende Erreger und kann zu Magen-Darm-Beschwerden führen. Statine, die zur Senkung zu hoher Cholesterinwerte eingesetzt werden, vermindern auch das Coenzym Q10, das eine zentrale Bedeutung bei der Energiegewinnung hat. Antidiabetika wie SGLT-2-Inhibitoren senken den Blutzucker, indem sie die Glukoserückresorption in der Niere blockieren, zudem hemmen sie aber auch die Inositolaufnahme.

Die Leitlinie empfiehlt zur PCOS-Behandlung eine multimodale Basistherapie; allerdings sind nicht alle Medikamente als Kassenleistung zu verordnen.

Multimodale Basistherapie des PCOS gemäß Leitlinie

Befundung/Indikation	medizinische Maßnahmen
Gewichtsreduktion	• Metformin und/oder Inositol • Orlistat (Lipasehemmer) • GLP-1-Agonisten wie Exenatid (Handelsnamen z. B. Byetta, Bydureon) oder wirksamer Semaglutid (Handelsname z. B. Wegovy) • GLP-1- und GIP-Agonist Tirzepatid (Handelsname z. B. Mounjaro)
Diabetesprävention	• SGLT-2-Hemmer blockieren die Rückaufnahme von Zucker in der Niere. • Metformin
Verbesserung der Blutfettwerte	• LDL-Cholesterin › 2,6 mmol/l: Statine
Zyklusstörungen (Oligomenorrhö, Amenorrhö)	• kombinierte orale Kontrazeptiva • Gestagen-Monopräparat • zweite Linie: Metformin
Störungen der Fruchtbarkeit bei Kinderwunsch	• erste Linie: Letrozol (alternativ: Clomifen oder Metformin) • zweite Linie: Gonadotropine • dritte Linie: In-vitro-Befruchtung
Hyperandrogenismus	• antiandrogene kombinierte orale Kontrazeptiva • antiandrogene Gestagen-Monopräparate • Androgenrezeptor-Antagonisten, z. B. Spironolacton • alternativ: Metformin
zur zusätzlichen Lokaltherapie	• bei Hirsutismus: Eflornithin, Epilation • androgenetische Alopezie: Minoxidil
Akne	• milde Akne: Benzoylperoxid oder topische Retinoide • schwere Akne: ergänzende Therapie mit Antibiotika (Doxycyclin) systemisch oder lokal Clindamycin • kombinierte orale Kontrazeptiva • schwere Akne: ergänzende Therapie mit Isotretinoin • unabhängig vom Schweregrad: Metformin
Bluthochdruck (Hypertonie)	• außerhalb der Schwangerschaft nach Leitlinie • Bluthochdruck bei Schwangeren: Alpha-Methyldopa oder Nifedipin

Metformin

Metformin ist ein orales Antidiabetikum und zur Behandlung des Typ-2-Diabetes zugelassen. Es wird im Off-Label-Use zur Behandlung des PCOS, des Prädiabetes und des Gestationsdiabetes eingesetzt. Metformin hemmt die Neubildung von Zucker in der Leber (hepatische Glukoneogenese), hemmt im Darm die Aufnahme von Glukose aus der Nahrung und vermindert die Insulinresistenz der Muskulatur, sodass die Muskelzellen die Glukose aus dem Blut wieder besser aufnehmen können.

In einer Metaanalyse von 24 randomisierten kontrollierten Studien konnte für Metformin eine signifikante Reduktion des Körpergewichts, des BMI, der Nüchternglukose, des LDL-Cholesterins, des Testosterons, des Androstendions und des 17-Hydroxyprogesterons im Vergleich mit Placebo (Scheinmedikament) gezeigt werden.

Zu den Nebenwirkungen von Metformin gehören Blähungen, Magnesiummangel und Vitamin-B12-Mangel. Darum sollte bei der Einnahme von Metformin der Magnesiumspiegel sowie der Vitamin-B12-Spiegel überprüft und bei festgestellten Mängeln entsprechende Nahrungsergänzungsmittel eingenommen werden.

Metformin wird langsam hochdosiert mit 500 mg, 1000 mg, 1500 mg bis max. 2000 mg. Wenn bei Ihnen Typ-2-Diabetes diagnostiziert wurde, übernimmt die Krankenkasse die Kosten. Wenn es zur PCOS-Behandlung oder zur Diabetesprävention verschrieben wird, ist das sogenannter Off-Label-Use und Sie müssen die Kosten selbst tragen, wobei es ein relativ preisgünstiges Medikament ist: 100 Tabletten (1000 mg) kosten circa 20 Euro. Wird Metformin zur Gewichtsreduktion eingesetzt, hängt die Dosis vom BMI ab, die höchste Dosis ist 2x 1000 mg bei einem BMI > 30.

Inositol

Inositol ist kein Medikament, sondern ein Nahrungsergänzungsmittel, das frei verkäuflich ist (online, Drogeriemarkt, Apotheke). Dennoch sollte Sie die Einnahme ärztlich abklären, weil es bei Inositol zu Wechselwirkungen mit Medikamenten kommen kann (z. B. Antidiabetika, Cholesterinsenker). Inositol erfüllt im Körper viele wichtige Funktionen, zum Beispiel im Bereich des Fettstoffwechsels und des Hormonhaushalts. Es kann im Körper von den Nieren, der Leber und dem Gehirn selbst gebildet werden.

Eine Metaanalyse von 26 randomisierten kontrollierten Studien mit insgesamt 1691 Frauen mit PCOS, bei denen Inositol gegen Placebo oder Metformin getestet wurde, erbrachte folgenden Ergebnisse:

- Die Normalisierung der Regelblutung war in der Gruppe, die Inositol erhielt,

vergleichbar mit der Gruppe, die Metformin erhielt.
- Zudem wurden in der Inositolgruppe der BMI, die Androgene, der Blutzucker und die Hyperinsulinämie reduziert (im Vergleich zur Placebogruppe).
- Der SHBG-Spiegel wurde in der Inositolgruppe erhöht (im Vergleich zur Placebogruppe).

Das sind sehr vielversprechende Effekte. Dennoch bemängelt die Leitlinie: »Trotz dieser positiven Signale ist die Aussagekraft dieser Metaanalyse aufgrund der hohen Anzahl von Studien mit niedriger Fallzahl und heterogenem Studiendesign deutlich limitiert.« Dieses Problem habe ich schon angesprochen, denn für Nahrungsergänzungsmittel, die im Vergleich zu neuen Medikamenten wenig lukrativ sind, gibt es aus Kostengründen keine aufwendigen Studien mit vielen Teilnehmern, sondern, wenn überhaupt, eben nur die bemängelten kleinen Studien.

Gerade die Kombination aus Metformin und Inositol (Seite 66) zeigte eine deutlich regelmäßigere Menstruation, weniger männliche Behaarungsmuster sowie eine Verbesserung des LH-FSH-Verhältnisses. Von der Industrie angeboten werden Kombinationspräparate mit 2–4 g Myo-Inositol kombiniert mit 0,5–1 g D Chiro-Inositol. Zugesetztes Lactalbumin, ein Molkeprotein, erleichtert den Durchtritt durch Zellmembranen; bei Allergie gegen Milcheiweiß sollte Lactalbumin jedoch gemieden werden.

Sie sollten nicht mehr als 4 g Myo-Inositol pro Tag vorzugsweise nach der ersten und letzten Mahlzeit des Tages einnehmen. Informieren Sie auch immer Ihre Gynäkologin bzw. Ihren Gynäkologen über die Einnahme. Myo-Inositol bildet aber auch eine gute Alternative zu Metformin, insbesondere dann, wenn häufige Nebenwirkungen von Metformin wie Magen-Darm-Beschwerden auftreten. Im Supplemente-Kapitel gehe ich noch einmal ausführlicher auf Inositol ein (Seite 64).

Adipositas und Abnehmspritzen

Die Adipositas (BMI > 30) ist eine chronische Erkrankung. Leider ist diese Tatsache vielen Menschen noch nicht bewusst. Oft wird es so dargestellt, als ob adipöse Menschen selbst schuld seien. Adipöse Frauen mit PCO-Syndrom werden doppelt stigmatisiert, aufgrund ihres Übergewichts und der Auswirkungen des PCOS wie Bartwuchs.

Zur Entstehung von Adipositas gibt es die »Setpoint-Theorie«, die davon ausgeht, dass der Mensch einen inneren Regelmechanismus für das Körpergewicht hat: den Setpoint, der genetisch festgelegt ist. Reduziert ein übergewichtiger Mensch nun sein Körpergewicht, arbeitet sein eigener Körper dagegen. Der Körper will sein Ursprungsgewicht erhalten und verlangsamt seinen Stoffwechsel und reguliert das Hungergefühl hoch, um das Gewicht mit allen Mitteln zu halten. Eine Einflussnahme auf den Setpoint scheint es durch langfristige Überernährung, auch in Form hoch verarbeiteter Nahrungsmittel (UPFs, Seite 118), zu geben. Es handelt sich also um eine metabolische Kompensation: Der Körper schützt die Speicherung von Fett und Energie und versucht alles, um Fett für zukünftige Energieausgaben zu erhalten. Die Schlagworte, die mit diesen Mechanismen in Zusammenhang stehen, sind neben der Setpoint-Theorie, Fuel-Effizienz und evolutionäres Verhalten. Denn unser Körper wurde im Laufe der Evolution darauf optimiert, mit Zeiten des Nahrungsmangels und mit Hungerperioden klarzukommen. Der Nahrungsüberfluss und die ständige Verfügbarkeit sind für uns Menschen insofern problematisch.

Auch die verbreitete Vorstellung, Adipositas lasse sich durch mehr Sport in den Griff bekommen, geht an der Realität vorbei. Die allgemeine Empfehlung, 150 Minuten moderaten oder 75 Minuten intensiven Sport zu treiben, ist für viele übergewichtige oder adipöse Frauen nicht in ihren Alltag integrierbar. Zudem wird der Gewichtsverlust, der sich durch Sport erzielen lässt, massiv überschätzt.

Die WHO-Leitlinie fordert gerechten Zugang zu GLP-1-Therapien bei Adipositas. Was nun schlägt die WHO-Leitlinie zur Behandlung von Adipositas genau vor? Eine Mitteilung der WHO vom 1.12.2025 lautet: »Die Adipositas ist eine der größten gesundheitlichen Herausforderungen unserer Zeit … Medikamente allein können die Adipositaskrise nicht lösen. Adipositas ist eine komplexe Erkrankung, die eine umfassende lebenslange Betreuung erfordert!«

Gemäß WHO sind GLP-1-Therapien Teil eines ganzheitlichen Ansatzes, der auf 3 Säulen ruht:

1. Schaffung einer gesünderen Umgebung mittels politischer Maßnahmen
2. Schutz von Hochrisiko-Personen mittels Screening und frühzeitiger Intervention
3. Sicherstellung des Zuganges zu lebenslanger, personenzentrierter Versorgung von Menschen mit Adipositas

Schauen wir uns zunächst an, was Inkretine, die durch sogenannte Abnehmspritzen (Inkretinagonisten) nachgeahmt werden, eigentlich sind.

Was sind Inkretine?

Inkretine sind Darmhormone, die die Bildung von Insulin bei der Nahrungsaufnahme bedarfsabhängig regulieren. Sie hemmen auch den Insulin-Gegenspieler, das Glukagon, und stimulieren das Sättigungszentrum im Gehirn. Als Medikament verabreichte Inkretinagonisten ahmen diese Wirkung nach, das heißt, sie erhöhen die vom Blutzuckerspiegel abhängige Insulinsekretion, verzögern die Magenentleerung, reduzieren den Blutzuckeranstieg nach dem Essen und reduzieren den Appetit, indem sie das Sättigungszentrum im Gehirn stimulieren. All dies führt dazu, dass sie das Abnehmen unterstützen. Zu den im Körper hergestellten Inkretinen gehören das Glukagon-like-Peptid 1 (GLP-1) und das glukoseabhängige insulinotrope Peptid (GIP).

Glukagonähnliches Peptid 1 (GLP-1) wird von hormonproduzierenden Zellen des Dünndarms (Duodenum und Jejunum) produziert und regt Betazellen der Bauchspeicheldrüse an, Insulin auszuschütten Dabei stimmen sich das Verdauungssystem, die Bauchspeicheldrüse und das Gehirn miteinander ab. In höheren Konzentrationen hemmt GLP-1 auch die Magenmotorik und die Sekretion von Magensaft; damit wird der Weitertransport der Nahrung gebremst: Das Gefühl der Sättigung entsteht. Da Empfänger (Rezeptoren) für GLP-1 auch im Gehirn vorkommen, werden Appetit und Sättigung auch so gehemmt. Außerdem hemmt GLP-1 in der Bauchspeicheldrüse das Hormon Glukagon, das Zucker freisetzt.

Glukoseabhängiges insulinotropes Peptid (GIP) wird ebenfalls in den Zellen des Dünndarms (Duodenum und Jejunum) gebildet. GIP wird durch hohe Konzentrationen von Glukose, Fett oder Eiweiß ausgeschüttet und bindet an seine Empfänger an der Bauchspeicheldrüse. Hier fördert es die Freisetzung von Insulin, das den Blutzuckerspiegel senkt. Zum anderen hemmt GIP die Magenmotorik und die Bildung von Magensaft; der Magen bleibt längere Zeit gefüllt. Da es auch im Gehirn GIP-Rezeptoren gibt, reduziert es darüber den Appetit und erhöht das Sättigungsgefühl.

Inkretinagonisten (Abnehmspritzen) zur PCOS-Therapie

Inkretinagonisten sind synthetisch hergestellte Medikamente, die so wirken wie die gerade beschriebenen körpereigenen Inkretine. Umgangssprachlich werden sie als Abnehmspritzen bezeichnet, medizinische Synonyme sind Inkretinanaloga oder Inkretinrezeptoragonisten.

GLP-1-Agonisten

Der Wirkstoff Semaglutid ahmt die Wirkung des körpereigenen Hormons Glukagon-like Peptid 1 (GLP-1) nach. Semaglutid ist zugelassen bei Übergewicht (BMI > 27), wenn eine andere Begleiterkrankung vorliegt (wie Diabetes Typ 2, Bluthochdruck oder erhöhte Cholesterinwerte). Semaglutid wird noch nicht von den gesetzlichen Krankenkassen erstattet, von den privaten Krankenkassen bereits teilweise.

Es gibt unterschiedliche Semaglutid-Dosierungen: 0,25 mg, 0,5 mg, 1,0 mg, 1,7 mg und 2,4 mg. Es wird immer als Fertigpen angeboten, der zum Mehrfachgebrauch dient und 4 Dosen enthält. Semaglutid wird einmal wöchentlich unter die Haut gespritzt und kann zu jeder Tageszeit appliziert werden.

Die häufigen Nebenwirkungen wie Übelkeit, Durchfall oder Verstopfung können so unangenehm werden, dass die Therapie von einigen Frauen abgebrochen wird. Weitere häufige, unter Semaglutid vermehrt aufgetretene unerwünschte Ereignisse waren Kopfschmerzen, Schwindel, Fatigue und Haarausfall. Unter Semaglutid traten selten Fälle von Bauchspeicheldrüsenentzündung (0,2 %) sowie von Gallensteinen (1,6 %) auf.

GLP-1- plus GIP-Agonisten

Der Wirkstoff Tirzepatid bindet nicht nur wie Semaglutid an GLP-1-Rezeptoren, sondern zusätzlich auch an GIP-Rezeptoren. Tirzepatid ahmt also die Wirkung der körpereigenen Inkretine glukagonähnliches Peptid 1 (GLP-1) und glukoseabhängiges insulinotropes Peptid (GIP) nach und wird daher auch als Twinkretin bezeichnet. Tirzepatid steigert glukoseabhängig die Insulinausschüttung, senkt die Glukagonsekretion und erhöht die Zuckeraufnahme in die Zelle. Es senkt das Körpergewicht bei einer Dosis von 5 mg um 7–9 %, bei Dosiserhöhung auf 15 mg um maximal 15–20 % des Ausgangsgewichts. Tirzepatid ist in unterschiedlichen Dosierungen verfügbar; begonnen wird mit 2,5 mg; alle 4 Wochen ist eine Steigerung der Dosis auf maximal 15 mg möglich.

Was die Abnehmspritzen bringen

Die Behandlung mit Abnehmspritzen wird in naher Zukunft bei PCOS-Patientinnen mit Adipositas, was auf ungefähr 50–80 % der Frauen zutrifft, eine sehr viel größere Rolle einnehmen. Diese Therapie ermöglicht umfassende positive Stoffwechselveränderungen in Bezug auf Gewicht, Blutdruck, Zucker- und Fettstoffwechsel. Abnehmspritzen reduzieren also die Folgen der Adipositas und damit auch die Folgen des PCO-Syndroms. Mit dem Einsatz von Abnehmspritzen lassen sich auch medikamentöse Therapien und deren Nebenwirkungen vermeiden, die in der Leitlinie bei Teilaspekten des PCO-Syndroms empfohlen werden (Statine, SGLT2-Inhibitoren, hochdosierte Vitamin-A-Präparate, Antibiotika, Ovulationshemmer-Antibabypillen, Blutdrucksenker).

Der Eintritt einer gewünschten Schwangerschaft könnte spontan erfolgen, die Schwangerschaft selbst von weniger Komplikationen (Schwangerschaftsdiabetes, EPH-Gestose, erhöhte Kaiserschnittrate) begleitet sein, das Risiko der adipösen Schwangeren für plötzlichen Kindstod verringert werden.

Was Sie zur Anwendung wissen sollten

Abnehmspritzen werden subkutan, also unter die Haut, gespritzt; in Ihrer Arztpraxis bekommen Sie dazu eine Anleitung. Von den internationalen Aufsichtsbehörden zur Gewichtskontrolle zugelassene Arzneimittel gegen Adipositas werden in Deutschland nicht zwingend von den Krankenkassen übernommen; liegt ein Diabetes Typ 2 vor, dürfte dies einfacher sein.

Die Kosten für die Abnehmspritzen werden jetzt teilweise von den privaten Krankenkassen übernommen, eine Übernahme von Kosten durch die gesetzliche Krankenversicherung (GKV) hält der Petitionsausschuss des Bundestages »für zumindest überlegenswert«, da »Adipositas eine Krankheit mit enormen Gesundheitsrisiken sei«.

Verhütung: Frauen, die Abnehmspritzen verwenden, sollten sicher verhüten, bei Kinderwunsch sind die Spritzen 2 Monate vorher abzusetzen. Tritt ungewollt eine Schwangerschaft ein, sollten die Abnehmspritzen sofort abgesetzt werden.

Ernährung: GLP-1- und GIP-Rezeptoragonisten vermindern das Gewicht relativ stark. Lassen Sie sich in der Zeit der medikamentösen Gewichtsreduktion fachlich zu einer veränderten Ernährung beraten (ernährungsmedizinisch und/oder ökotrophologisch). Einige Krankenkassen haben die Ernährungsberatung in ihren Leistungskatalog bereits aufgenommen.

Bei allen Abnehmspritzen kommt es nicht nur zum Gewichtsverlust, sondern auch zum Verlust an Muskelmasse. Allerdings führen GLP-1-Analoga auch durch Reduktion von ektopem Fettgewebe zu einer verbesserten Muskelfunktion. Daher ist es sinnvoll, sich in dieser Zeit proteinreich zu ernähren und eventuell zusätzlich Proteinshakes zu nehmen.

Auch EMS-Training, also Training mit zusätzlicher elektrischer Muskelstimulation, kann hilfreich sein. Wenn wir uns bewegen, sendet unser Gehirn elektrische Impulse an die Muskulatur, wobei die Frequenz der Impulse die Kraft und Geschwindigkeit der Muskelkontraktion steuert. Beim EMS-Training werden Körperübungen durchgeführt, die individuell unterschiedlich sein können, gleichzeitig werden über Stromimpulse mehrere große Muskelgruppen gleichzeitig stimuliert. Dies führt dazu, dass in kürzerer Zeit mehr Muskeln aufgebaut und mehr Fett abgebaut werden. EMS-Training sollte in einem spezialisierten Fitnessstudio mit einer ausgebildeten Trainingsleitung durchgeführt werden und ersetzt nicht das Ausdauertraining mit Kräftigung des Herz-Kreislauf-Systems. Die Kosten werden in einigen Fällen – von den gesetzlichen Krankenkassen eventuell auch nur anteilig – erstattet.

Da Abnehmspritzen auch zu einer Verminderung der fettlöslichen Vitamine A, D, E und K sowie der Mineralstoffe Calcium, Magnesium und Kalium führen, sollten vor Beginn einer Therapie und im Verlauf die fettlöslichen Vitamine und Mineralstoffe überprüft werden. Zudem kann es sinnvoll sein, über eine Bioimpedanzanalyse die Körperzusammensetzung zu messen. Sinnvoll wäre auch die Messung der individuellen Muskelkraft über ein hydraulisches Handkraftmessgerät. Um eine gute medizinische Begleitung zu gewährleisten, sollten unter laufender Therapie alle 3 Monate die Werte erneut bestimmt und besprochen werden.

Bariatrische Operationen

Nach Leitlinie können bariatrische Operationen in folgenden Fällen in Betracht gezogen werden:

- wenn alle anderen Versuche fehlgeschlagen sind und der BMI > 40 ist oder
- wenn der BMI > 35–40 ist und adipositasbedingte Begleiterkrankungen vorhanden sind
- Wenn der BMI > 50 ist und die konservative Therapie fehlgeschlagen ist

Zudem können bariatrische Operationen bei Diabetes Typ 2 in Betracht gezogen werden:

- wenn der BMI > 40 ist
- Wenn der BMI zwischen 35 und 40 liegt und therapeutische Ziele nicht erreicht werden können.
- Als Möglichkeit, wenn der BMI zwischen 35 und 40 liegt und diabetesspezifische Ziele nicht erreicht werden können.

Häufige Mangelerscheinungen nach bariatrischen Operationen umfassen Vitamin B12, Vitamin A, Zink und Vitamin D sowie eine Eisenmangelanämie bei Frauen im gebärfähigen Alter. Auch ein Proteinmangel ist häufig nach bariatrischer Operation und führt zu einem Verlust an Muskelmasse und bedingt hierdurch auch zu einer reduzierten körperlichen Aktivität sowie einem verminderten Sättigungsgefühl. Auch Mineralstoffe wie Calcium, Zink, Magnesium, Selen und Kupfer sollten nach einer bariatrischen OP regelmäßig überprüft werden. Nach der bariatrischen OP kann die Fruchtbarkeit schnell zurückkehren. Ihre Frauenärztin bzw. Ihr Frauenarzt sollte Sie daher zur Notwendigkeit einer Empfängnisverhütung beraten, um Schwangerschaftskomplikationen zu vermeiden.

Hirsutismus, Akne und Haarausfall behandeln

Der Haarausfall und die Verschlechterung der Haut-Akne, ohne vermehrtes männliches Behaarungsmuster (Hirsutismus), finden sich nicht zwingend in den Laborwerten wieder, die einen biochemischen Hyperandrogenismus widerspiegeln, dennoch kann der Leidensdruck erheblich sein. Zur Objektivierung wird der Ferriman-Gallwey-Score bei hellhäutigen Europäerinnen herangezogen; liegt er bei 6, kann man von einem Hirsutismus ausgehen. Auch der Ludwig-Score wird als Hilfsmittel zur Beurteilung des Haarausfalls verwendet. Sollten Sie bereits mittels Rasur oder anderer Epilationsverfahren störende Haare entfernt haben, können Sie sich selbst den Ferriman Gallwey Score aus dem Internet ausdrucken und Ihr Behaarungsmuster ohne vorherige therapeutische Verfahren einzeichnen und zum Arztgespräch mitbringen.

Die Behandlung der Hautsymptome bei Hyperandrogenismus erfolgt zum einen mit Medikamenten wie Metformin, zum anderen mit Cremes, die Eflornithin (z. B. Florexa) enthalten. Solche Cremes reduzieren bei zweimaligem Auftragen die unerwünschte Gesichtsbehaarung, können sie aber nicht völlig verhindern. Sollte dies nicht zur erwünschten Verbesserung führen, können auch Medikamente wie Spironolacton, ein harntreibendes Mittel (Diuretikum), eingesetzt werden. Während der Therapie müssen Nierenwerte, Blutdruck und Kalium überwacht werden. Auch Antibiotika wie Doxycyclin und hochdosierte Vitamin-A-Derivate wie Isotretinoin können zum Einsatz kommen. Dann ist eine sichere Verhütung unabdingbar.

Auch Epilationsverfahren sind eine gute Methode in fachkundigen Händen. Dabei wird das Haar mitsamt der Haarwurzel entfernt. Für helles Haar ist diese Methode nicht geeignet. Die Kosten werden in der Regel nicht von den Krankenkassen erstattet. Zur Behandlung des Haarausfalls am Kopf (androgenetische Alopezie) empfiehlt die Leitlinie Minoxidil. Es gibt diverse Präparate, die Minoxidil enthalten. Das Präparat Regaine-Frauen-Schaum mit 5 % Minoxidil muss nur einmal täglich angewendet werden. Die Regaine-Lösung mit 2 % Minoxidil wird zweimal täglich verwendet. Nach 12 Wochen sieht man erste Ergebnisse. Minoxidil ist apothekenpflichtig und rezeptfrei erhältlich. Es wird von den gesetzlichen Kassen nicht erstattet. Als Alternative gibt es noch östrogenhaltiges Haarwasser wie z. B. Ell-Cranell (Wirkstoff Alfatradiol), das täglich einmal in der Kopfhaut eingerieben wird, dabei kann es zu Rötungen kommen. Erste Behandlungserfolge können Sie nach 3–6 Monaten erwarten. Das Haarwasser sollte dann nur noch alle 2 Tage angewendet werden. Die maximale Behandlungsdauer beträgt 1 Jahr. Es sollte nicht abrupt abgesetzt werden.

Zur Behandlung von milder Akne am Rücken oder im Dekolleté können gemäß Leitlinie lokale Cremes eingesetzt werden, die Benzoylperoxid (z. B. Aknefug) enthalten.

Orale Kontrazeptiva

Häufiger werden heute zunächst orale Kontrazeptiva (Antibabypillen) mit einem Gelbkörperhormon, das gegen männliche Hormone wirkt, eingesetzt. Liegt ein Enzymdefekt der Nebennierenrinde vor, was nur bei maximal 1–10 % der Frauen mit Hirsutismus und Akne der Fall ist, wird mit antiandrogenen Antibabypillen behandelt. Sollte ein Kinderwunsch bestehen, wird mit niedrig dosierten Glukokortikoiden behandelt und der Partner auf einen Enzymdefekt der Nebennierenrinde untersucht.

Zyklusstörungen behandeln

Die Störung des weiblichen Zyklus, unter der viele Frauen mit PCOS leiden, sind bedingt durch Hyperandrogenämie und/oder Übergewicht und können mit der Antibabypille symptomatisch behandelt werden. Antiandrogene (gegen männliche Hormone gerichtete) Antibabypillen in Kombination mit Metformin können bei Diabetes-Risikofaktoren und einem BMI > 30 von Vorteil sein.

Nach Leitlinie werden »kombinierte orale Kontrazeptiva« zur Behandlung des Hirsutismus oder der unregelmäßigen Monatsblutungen empfohlen. Dazu ist es nicht mehr notwendig, hoch dosierte Östrogenpräparate zu nutzen. Die Östrogene in der Pille regen die Produktion von Sexualhormon-bindendem Globulin (SHBG) an, was das männliche Hormon Testosteron bindet und so inaktiviert. Hohe Spiegel des männlichen Hormons Testosteron sind ein Risikofaktor für Diabetes.

Wird eine kombinierte Antibabypille aus Östrogenen und Gelbkörperhormonen (Gestagenen) eingesetzt, sollten Gestagene mit einer antiandrogenen (gegen männliche Hormone) Wirkung eingesetzt werden. Dafür scheinen insbesondere Gelbkörperhormone aus der neueren Entwicklung (dritte und vierte Generation) noch besser zu wirken. Minipillen, die nur antiandrogene Gelbkörperhormone enthalten, sind Pillen mit dem Wirkstoff Drosperinon. Ein anderes antiandrogenes Gelbkörperhormon ist Dienogest, das aber nur zusammen mit Östrogenen verabreicht wird. Einige Antibabypillen mit Östrogenen und Gelbkörperhormonen erhöhen geringfügig das Thromboserisiko. Welche Pille für Sie von Vorteil ist, sollten Sie mit Ihrer Frauenärztin bzw. Ihrem Frauenarzt besprechen. Antibabypillen, die Nomegestrol und Chlormadinon enthalten, sind mit einem sehr gering erhöhten Risiko für Menigeome, einem in der Regel gutartigen Tumor der Hirnhaut, verbunden. Das Risiko steigt mit der Dauer der Einnahme.

Antibabypillen können zu einer Gewichtszunahme, einem leicht erhöhten Thromboserisiko und depressiven Verstimmungen führen. Dies liegt daran, dass sie zu einem Mangel an den Vitaminen B6, B12 und Folsäure sowie Vitamin C, Magnesium und Zink führen können. Da gerade die B-Vitamine essenziell sind, um gefäßschädigendes Homocystein abzubauen und Vitamin B6 zur Bildung des Glückshormons Serotonin notwendig ist, sollten diese Vitamine und Mineralstoffe nach vorheriger Laboranalyse zusätzlich substituiert werden.

PCOS und Kinderwunsch

Da der Eisprung (Ovulation) bei Frauen mit PCOS seltener oder gar nicht stattfindet, ist der Versuch, auf natürlichem Wege schwanger zu werden, oft zum Scheitern verurteilt. Schuld ist die hormonelle Dysfunktion, die beim PCOS besteht. Wenn Sie PCOS und einen Kinderwunsch haben, kann es notwendig sein, medizinische Hilfe in Anspruch zu nehmen und/oder abzunehmen, falls Sie übergewichtig oder adipös sind. In der Regel führt bereits eine 5–10 %ige Gewichtsreduktion zu einer Zyklusregulation und damit einer Verbesserung der Schwangerschaftswahrscheinlichkeit. Bei einem BMI > 35 ist die Zeit bis zum Eintritt einer Schwangerschaft (Time to Pregnancy, TTP) um das Vierfache verlängert.

Medizinische Behandlungsoptionen

Besprechen Sie bitte mit Ihrer Frauenärztin bzw. Ihrem Frauenarzt, welche medizinischen Unterstützungsmöglichkeiten es für Sie gibt, wenn Sie einen unerfüllten Kinderwunsch haben. Es gibt u. a. die Möglichkeit, Substanzen einzusetzen, die die Eireifung verbessern und/oder den Eisprung auslösen, wie z. B. Metformin, Clomifen und Letrozol.

Metformin: Aus schulmedizinischer Sicht kann unterstützend Metformin (Seite 47), ein orales Diabetesmedikament, eingesetzt werden. Studien zeigen, dass Metformin den Eisprung bei Frauen mit PCOS wirksam herbeiführt, die Schwangerschaftswahrscheinlichkeit ist ungefähr viermal so hoch wie ohne Metformin. Es wurde von der europäischen Arzneimittelkommission im März 2022 in der Schwangerschaft zugelassen. Metformin reduziert auch frühe Fehlgeburten, Schwangerschaftsdiabetes, Präeklampsie und Gewichtszunahme. Wenn Metformin aber bei einer schon bestehenden Schwangerschaft eingenommen wird, kann das zu Übergewicht und Adipositas der Nachkommen im Alter von 4 Jahren führen.

Clomifen, ein sogenannter Estrogenrezeptormodulator, darf nur vom Arzt bzw. der Ärztin verordnet werden. Es ist ein Medikament, das antiöstrogen wirkt. Damit täuscht es dem Körper vor, dass zu wenig Östrogen vorhanden ist. Als Gegenreaktion schüttet die Hirnanhangsdrüse follikelstimulierendes Hormon (FSH) und luteinisierendes Hormon (LH) aus. Dies stimuliert die Eierstöcke und fördert das Follikelwachstum.

Die Behandlung mit Clomifen-Tabletten beginnt am Tag 3 des Zyklus (Tag 1 ist der erste Tag der vollständigen Menstruationsblutung) und wird für insgesamt 5 Tage fortgesetzt. Der Eisprung sollte nach maximal 1 Woche nach Einnahmeende erfolgen. Ihr Arzt bzw. Ihre Ärztin überprüft das Wachstum des Follikels per Ultraschall ab dem 10.–11. Zyklustag. Das dient dazu, Mehrlingsschwangerschaften zu vermeiden. Gleichzeitig wird die Höhe der Gebärmutterschleimhaut gemessen. Damit kann der Zeitpunkt des Eisprungs ungefähr vorausgesagt werden. Zu diesem optimalen Zeitpunkt sollte dann der Geschlechtsverkehr stattfinden oder der Eisprung wird medikamentös ausgelöst. Die Kosten für die Behandlung mit Clomifen werden von den Krankenkassen übernommen. Sollte es nicht zum Eisprung gekommen sein, kann die Dosis von Clomifen erhöht werden.

Letrozol: Ein Medikament, das noch besser wirkt als Clomifen, ist Letrozol, ein sogenannter Aromatase-Inhibitor. Aromatase ist ein Enzym, das aus männlichen Hormonen (Androgenen) weibliche Hormone (Östrogene) macht. Setzt man Letrozol ein und blockiert so die Bildung von Östrogen, registriert dies das Gehirn und schüttet vermehrt FSH aus. Das führt dazu, dass Eibläschen (Follikel) im Eierstock heranreifen und zum Eisprung gelangen. Letrozol wird nicht von den Krankenkassen erstattet; 100 Tabletten a 2,5 mg kosten rund 35 Euro. Die Dosis kann von 2,5 mg Letrozol auf bis zu 7,5 mg Letrozol täglich erhöht werden. Letrozol wird vom 5.–9. Zyklustag täglich eingenommen, Ihr Arzt bzw. Ihre Ärztin überwacht mit dem Ultraschall das Wachstum des Follikels, wie es schon bei der Anwendung von Clomifen beschrieben wurde.

Weitere Maßnahmen werden regelhaft nur in spezialisierten Kinderwunschpraxen durchgeführt. Dazu gehört die Anwendung von Hormonen der Hirnanhangsdrüse, also FSH und LH. Alternativ kann auch humanes Menopausengonadotropin (HMG), das zu gleichen Teilen FSH und LH enthält, verwendet werden. Bei Versagen der bisherigen Therapien können auch sogenannte Gonadotropin-Releasing-Hormone (GnRH) eingesetzt werden, um eine künstliche Befruchtung (In-vitro-Fertilisation = IvF) vorzubereiten.

PCOS und Schwangerschaft

Es ist ratsam, bestehendes Übergewicht vor einer Schwangerschaft zu reduzieren. Denn Übergewicht bzw. Adipositas ist mit erhöhtem Aufkommen von Schwangerschaftskomplikationen wie Fehl- und Frühgeburten, Schwangerschaftsdiabetes und Präeklampsie sowie einer möglichen Wachstumsverzögerung des Kindes verbunden.

Ein Schwangerschaftsdiabetes (Gestationsdiabetes) ist mit erheblichen Risiken verbunden: Die Kinder können auch deutlich schwerer als Kinder gesunder Mütter werden. Dies kann mit größeren Geburtskomplikationen verbunden sein, wie Schulterdystokie und eine erhöhte Kaiserschnittrate.

Eine Präeklampsie kann mit erheblichen Komplikationen für Mutter und Kind verbunden sein. Präeklampsie wird auch Schwangerschaftsvergiftung oder EPH-Gestose genannt, weil sie zu Ödemen

Von der Leitlinie empfohlene Gewichtszunahme für Frauen mit PCOS vor bzw. während einer Schwangerschaft

Gewichts-kategorie	BMI vor der Schwan-gerschaft	Empfohlene Zunahme in der Schwangerschaft (kg)	Empfohlene Zunahme pro Woche (kg)
Untergewicht	< 18,5	12,5–18	0,5–0,6
Normgewicht	18,5–24,9	11,5–16	0,4–0,5
Übergewicht	25–29,9	7–11,5	0,2–0,3
Adipositas	≥ 30	5–9	0,2–0,3

(Edema), Eiweißausscheidung im Urin (Proteinurie) und Bluthochdruck (Hypertonie) führt. Eine Präeklampsie wird beim erstmaligen Auftreten oder einer Verschlechterung des Bluthochdruckes zusammen mit einer Eiweißausscheidung im Urin nach der 20. Schwangerschaftswoche diagnostiziert. Die Eklampsie bezeichnet Krampfanfälle, die bei einer Frau mit Gestose auftreten können. Bei Präeklampsie ist das Risiko für eine Fehlgeburt um 50 % höher, das Risiko für einen Schwangerschaftsdiabetes mehr als doppelt so hoch und das Risiko für eine Frühgeburt ungefähr um 50 % höher.

Präeklampsie-Screening: Einer schwangeren Frau mit PCOS und Übergewicht sollte daher bereits im ersten Drittel der Schwangerschaft ein Präeklampsie-Screening empfohlen werden. Dies besteht aus der Untersuchung zweier Blutwerte, die die Qualität der Gefäßbildung im Mutterkuchen (Plazenta) widerspiegeln:

- PlGF (placental growth factor) ist ein Angiogenesefaktor, der die Qualität der Blutgefäßneubildung widerspiegelt und bei Präeklampsie vermindert ist.
- Sein Gegenspielers sFlt-1 (soluble fms-like tyrosin kinase-1) ist dementsprechend erhöht.

Der Quotient aus sFlt-1- und PlGF-Wert ermöglicht mit hoher Aussagekraft eine kurzfristige Vorhersage und das Monitoring in unklaren klinischen Situationen mit Verdacht auf Präeklampsie. Der sFlt-1/PlGF-Quotient kann einerseits die Entwicklung einer Präeklampsie mit hoher Zuverlässigkeit für eine Woche ausschließen und andererseits ihr Auftreten innerhalb der nächsten vier Wochen vorhersagen:

- sFlt-1/PlGF-Quotient ≤ 38: Die Schwangere hat ein geringes Risiko für die Entwicklung einer Präeklampsie innerhalb einer Woche (negativer Vorhersagewert = 99,1 %).
- sFlt-1/PlGF-Quotient > 38: Die Schwangere hat ein hohes Risiko für die Entwicklung einer Präeklampsie in den nächsten vier Wochen (positiver Vorhersagewert = 38,6 %).

Bei einem Risiko für Präeklampsie > 1:100 (Präeklampsie-Screening) bei schwangeren Frauen mit PCOS soll vor der Schwangerschaftswoche 16 eine präventive Gabe von niedrigdosiertem ASS (150 mg/Tag) begonnen werden und die Größenentwicklung des Kindes alle 3 Wochen mit Ultraschall überprüft werden.

Gestationsdiabetes: Bei erhöhtem Risiko für Diabetes soll bereits in der Frühschwangerschaft der Nüchternblutzucker und/oder der HbA1c untersucht werden; ein Zuckerbelastungstest ist nicht zwingend erforderlich. Ist dieser Test unauffällig, wird zwischen der 24. Schwangerschaftswoche und der 27. Schwangerschaftswoche ein Zuckerbelastungstest mit 75 g Glukose angeboten. Der Test mit 50 g Glukose ist dagegen zu ungenau.

Die Entwicklung des Kindes soll spätestens alle 3 Wochen mit Ultraschall überprüft werden. Sie können sich jederzeit Ihre Blutwerte und die Laborinterpretationen in Ihrer Praxis ausdrucken lassen. 6–12 Wochen nach der Entbindung sollte die Nachuntersuchung erfolgen: Ist bereits in der Schwangerschaft eine Zuckererkrankung (Gestationsdiabetes) aufgetreten, sollte jetzt ein erneuter Zuckerbelastungstest mit 75 mg Glukose durchgeführt werden, zumindest aber der Nüchternblutzucker oder der HBA1c bestimmt werden. Diese Untersuchungen sollten dann alle 2 Jahre durchgeführt werden.

Die gravierenden Komplikationen, die eine schwangere Frau mit PCOS und Übergewicht sowie ihr Kind erleiden können, machen die Notwendigkeit einer kausalen Therapie vor Eintritt einer Schwangerschaft noch einmal sehr deutlich.

Kritik an der Leitlinie

Die vier PCOS-Typen gemäß der Rotterdam-Kriterien wurden bereits im Diagnostikkapitel genannt, nämlich:

- Phänotyp A hat alle 3 Merkmale des PCOS: Zyklusstörung, Hyperandrogenismus und polyzystische Ovarien.
- Phänotyp B hat zu viel männliche Hormone (Hyperandrogenismus) und weniger oder gar keine Eisprünge (Zyklusstörung).
- Phänotyp C hat zu viel männliche Hormone und polyzystische Eierstöcke (Ovarien).
- Phänotyp D hat keine oder weniger Eisprünge und polyzystische Eierstöcke, weist jedoch keine vermehrten männlichen Hormone auf.

Es gibt klare Verbindungen zwischen Insulinresistenz und zu viel männlichen Hormonen mit der Entstehung von Veränderungen in den Eierstöcken, die dann das typische Bild im Ultraschall zeigen: Hier handelt es sich offensichtlich um Stoffwechselstörungen und ihre Folgen. So liegt die Vermutung nahe, dass die Typen A, B und C hormonell-metabolische Syndrome mit einer Störung des Stoff-

Rotterdam-Kriterien zur PCOS-Phänotypisierung gemäß Leitlinie

Phänotyp	Androgenexzess	ovulatorische Dysfunktion	PCOM (Ultraschall)
A	ja	ja	ja
B	ja	ja	nein
C	ja	nein	ja
D	nein	ja	ja

wechsels sind. Das Fehlen von Hyperandrogenismus und Stoffwechselstörungen bei Phänotyp D weist aber damit auch auf einen anderen Ursprung der Erkrankung und andere Zusammenhänge hin, die wir heute noch nicht kennen. Insofern wäre es wichtig, nicht alle PCOS-Typen gleich zu behandeln.

Phänotyp A hat in allen Gebieten das höchste Vorkommen (44,8 %), die anderen Phänotypen wurden als Phänotyp B (14,9 %), Phänotyp C (16,2 %) und Phänotyp D (19,5 %) angegeben; dies variiert jedoch je nach Region auf der Erde: So tritt beispielsweise der PCOS-Typ mit zu viel männlichen Hormonen in Ostasien seltener auf, was zu einem größeren Prozentsatz von Frauen mit Phänotyp D führt.

Zudem sind »nur« ungefähr 50–80 % der Frauen mit PCOS übergewichtig oder adipös. Wie kommt es dann zum gestörten Zuckerstoffwechsel bei schlanken Frauen mit PCOS? Dieses Problem wird in der Leitlinie nicht aufgegriffen – wahrscheinlich, weil die Zusammenhänge in der Schulmedizin noch wenig bekannt sind. In der deutschen Leitlinie finden sich auch keine Therapieansätze über unsere Darmflora, die mit einer großen Anzahl von Bakterien, ihren Stoffwechselprodukten und kurzkettigen Fettsäuren Krankheit oder Gesundheit fördern kann. Die Schädigung der Darmbarriere mit der Folge vom Übergang von bakteriellen Bestandteilen in den Blutkreislauf führt zu einer systemischen Entzündungsreaktion mit möglicher Insulinresistenz – einem entscheidenden ursächlichen Faktor des PCOS. Auf diese Zusammenhänge wird später noch ausführlich eingegangen.

Bis auf einige Empfehlungen zu sportlicher Betätigung in der Schwangerschaft, kurzen Ernährungsinterventionen und möglichen Depressionen und ihrer schulmedizinischen-psychologischen Behandlung fehlt es in der Leitlinie an nachvollziehbaren Erklärungen für das Krankheitsbild und seine funktionellen Zusammenhänge. Die Rolle von Vitaminen, Omega-3-Fettsäuren, Mineralstoffen, Gewürzen und Kräutern wird nicht beleuchtet, obwohl sie komplementäre Therapieansätze bieten.

Supplemente und komplementäre Therapie

In diesem Kapitel geht es darum, welche Mikro- und Makronährstoffe sowie komplementäre Therapieansätze bei PCOS sinnvoll sind und das Krankheitsbild verbessern können.

Vorab: Substitution mit Mikronährstoffen, auch wenn sie in Studien positive Effekte zeigen, ist nur dann sinnvoll, wenn vorher ein Mangel festgestellt wurde. Die Bestimmung der entsprechenden Laborparameter (siehe Kap. weitere Laboruntersuchungen) ist zwar heutzutage auch in Eigenregie möglich, ich empfehle Ihnen aber, sich an eine entsprechende Ärztin/ Arzt mit Kenntnissen in funktioneller Medizin zu wenden. Dort erhalten Sie die nötige Beratung und Begleitung bei Diagnostik und Therapie.

Bei Überdosierungen von Nahrungsergänzungsmitteln resultieren zwar nicht so fort gesundheitsschädigende Effekte, bei längerer Einnahme über den gemessenen Bedarf hinaus können aber gravierende Nebenwirkungen auftreten. Zum Beispiel können Vitamin B6 und Vitamin B12 über den Bedarf hinaus zu Hüftfrakturen älterer Frauen führen. Zu viel Selen kann zu Magen-Darm-Problemen und Haarausfall führen; ein zu hoher Gehalt an Omega-3-Fettsäuren kann zu Vorhofflimmern des Herzens führen. In einer Beobachtungsstudie zeigte sich, dass Nahrungsergänzungsmittel mit Fischöl das Risiko für einen ersten Herzinfarkt und Schlaganfall erhöhen könnten. Tatsächlich zeigte sich, dass es eine U-förmige Beziehung zwischen dem Omega-3-Index und dem Risiko für Vorhofflimmern gibt: Der Optimalbereich liegt bei einem Index zwischen 9,21 % und 10,44 %. 77 % der Menschen in Deutschland erreichen diesen Bereich nicht.

Vor einer gezielten und damit auch hilfreichen Substitution sollte also immer die Analyse des Mikronährstoffs vorausgehen! Nach gezielter Substitution muss nach 4 Wochen der Therapieerfolg überprüft werden, um dann eventuell ein deutlich niedrigeres Präparat zur Vorbeugung einzunehmen. Ein gravierender Mangel wird sich nicht durch entsprechende Nahrungsmittel ausgleichen lassen; die Vorbeugung neuer Mängel nur bei entsprechender Ernährungsberatung, Verfügbarkeit und hoher Qualität der entsprechenden Nahrungsmittel. Daher muss das Prinzip gelten: messen – wissen – handeln.

Was sind Mikronährstoffe?

Mikronährstoffe sind essenzielle notwendige Stoffe, die der Mensch mit der Nahrung aufnehmen muss, die kein Energielieferant sind. Dazu werden in erster Linie Vitamine Mineralien und Spurenelemente gezählt.

Mineralien oder Mineralstoffe werden wiederum in Spuren- und Mengenelemente untergliedert. Mengenelemente kommen mit über 50 mg/kg Körpergewicht vor, dazu gehören Natrium, Kalium, Kalzium, Magnesium, Phosphor und Chlor. Spurenelemente findet man in einer Dosierung von unter 50 mg/kg Körpergewicht. Dazu gehören Jod, Kupfer, Kobalt, Selen und Eisen, wobei Eisen in höheren Mengen vorkommt.

Vitamine sind organische Verbindungen, die der Körper nicht oder nicht in genügender Menge selbst herstellen kann. Jedes Vitamin spielt eine spezifische Rolle im Körper und unterstützt biochemische Funktionen (zum Beispiel Unterstützung des Immunsystems). Es gibt wasserlösliche und fettlösliche Vitamine. Alle B-Vitamine und Vitamin C sind wasserlöslich; sie werden über den Dünndarm aufgenommen, die Speicherkapazität ist begrenzt, daher ist die regelmäßige Aufnahme mit der Nahrung wichtig. Die Ausscheidung erfolgt über die Nieren mit dem Urin. Die Vitamine E, D, K und A sind fettlöslich und werden mit Nahrungsfett aus dem Darm aufgenommen. Sie können im Fettgewebe und in der Leber gespeichert werden.

Was sind Makronährstoffe?

Zu den Makronährstoffen zählen Kohlenhydrate, Fette und Proteine. Der Körper braucht sie in größeren Mengen und nutzt sie als Hauptenergielieferanten und Baustoff.

Aminosäuren: Essenzielle Aminosäuren müssen mit der Nahrung zugeführt werden: Dazu gehören Isoleucin, Leucin, Lysin, Methionin, Phenylalanin, Threonin, Tryptophan, Valin, Arginin und Histidin. Alle weiteren Aminosäuren kann der Körper selbst herstellen. Aminosäuren sind die Grundbausteine der Proteine und dienen zum Beispiel als

- lösliche Mediatoren, wie zum Beispiel Hormone
- Strukturproteine für Organstrukturen, Membranen
- Immunmediatoren, wie zum Beispiel Antikörper
- Enzyme, wie Diaminooxidase (DAO), Laktase
- Transportproteine wie SHBG, Hämoglobin

Auch aus Aminosäuren gebildete Aminosäurederivate spielen eine wichtige Rolle im Stoffwechsel: Carnitin (aus Methionin und Lysin) ist essenziell für den Energiestoffwechsel der Mitochondrien. Glutathion (aus Glutamin, Glycin und Cystein) ist ein potentes Antioxidans und Cofaktor im Entgiftungsprozess.

Fettsäuren: Zu unterscheiden ist zwischen gesättigten und einfach und/oder mehrfach ungesättigten Fettsuren. Gesättigte Fettsäuren (SFA) haben keine Doppelbindung in ihrer chemischen Struktur, wodurch sie bei Raumtemperatur fest sind und eine hohe Stabilität aufweisen. Man findet sie hauptsächlich in tierischen Produkten, wie in Fleisch, Butter und Käse, sowie in Kokos- und Palmfett. Gesättigte Fettsäuren dienen als schnelle Energiequelle, ein Zuviel kann aber das »schlechte LDL-Cholesterin« erhöhen und das Risiko für Herz-Kreislauf-Erkrankungen steigern.

Mehrfach ungesättigte Fettsäuren (Omega-3-, Omega-6-) und die einfach ungesättigte Omega-9-Fettsäure enthalten Doppelbindungen in ihrer chemischen Struktur. Sie müssen über die Nahrung aufgenommen werden. Sie sind essenziell für Zellmembranen, Gehirnfunktion und das Immunsystem. Quellen für mehrfach ungesättigte Fettsäuren sind beispielsweise pflanzliche Öle, Nüsse, Samen und fettreiche Fische. Olivenöl enthält Omega-9-Fettsäuren; Leinöl und Walnussöl enthalten Omega-3-Fettsäuren und weisen ein günstiges Verhältnis von Omega-6- zu Omega-3-Fettsäuren auf; Sonnenblumenöl enthält eher Omega-6-Fettsäuren. Wichtig ist ein ausgewogenes Verhältnis von Omega-3- zu Omega-6-Fettsäuren: ideal sind 1:1 bis 1:5. Ein zu hoher Omega-6-Spiegel wirkt eher proentzündliche während Omega-3-Fettsäuren dagegen eher antientzündliche Eigenschaften besitzen.

Welche Supplemente können bei PCOS hilfreich sein?

Vorab: Es gibt unterschiedlichste Studien mit Vitaminen, Mineralstoffen, Omega-3-Fettsäuren, Aminosäuren und Kombinationen von Mikronährstoffen. Statistisch signifikante Effekte finden sich in einigen Studien, jedoch nicht in allen. Das könnte daran liegen, dass nicht oder nicht immer vorab der Gehalt an Mikronährstoffen gemessen wurde. Bei Kombinationen von Mikronährstoffen mit Effekten auf Parameter des PCO-Syndroms ist nicht beurteilbar, welcher Mikronährstoff zu welchem Anteil an der Verbesserung der Stoffwechselparameter beteiligt war. Sinnvoll wäre, vorab eine Stoffwechselanalyse von Mineralstoffen und ihren toxischen Gegenspielern, bioaktiven B-Vitaminen, Omega-3-Fettsäuren (Omega-3/-6), Alpha-Liponsäure und Aminosäuren zu machen und Adiponektin als Verlaufsparameter zu untersuchen. Damit ließe sich eine gezielte Substitution durchführen.

Metformin mit Kurkuma kombinieren

Metformin (Seite 47), ein orales Antidiabetikum gegen Typ-2-Diabetes, hat zwar verschiedene Nebenwirkungen, könnte aber gerade in Kombination mit Kurkuma die Stoffwechselparameter beim PCO-Syndrom deutlich verbessen. Dazu gehören signifikante Verbesserungen bei Lipidprofilen, Glukosestoffwechsel, Hormonparametern, Körpergewicht und BMI. Es kam zu stärkeren Senkungen des Cholesterinspiegels, von Lipoproteinen niedriger Dichte (LDL), des Gesamtcholesterins und der Triglyzeridwerte (TG), das positive HDL stieg spürbar an. Darüber hinaus zeigten sich auch zusätzliche Effekte bei der Reduzierung von Körpergewicht und BMI. Mit der Kombinationstherapie wurden auch der Testosteronspiegel gesenkt sowie die Spiegel des follikelstimulierenden Hormons (FSH) und des luteinisierenden Hormons (LH) verbessert. Andere Arbeiten zeigen positive Effekte von Kurkuma auf den Adiponektinspiegel und den Nüchternblutzucker.

Einschränkend muss angemerkt werden, dass Kurkuma in höheren Dosierungen Leberschäden hervorrufen kann. Die empfohlene Gesamtaufnahme von Kurkumin über alle Aufnahmequellen sollte langfristig nicht mehr als 3 mg/kg Körpergewicht und Tag betragen. Das würde für eine 70 kg schwere Frau ca. 210 mg Kurkumin/Tag bedeuten. Kurkuma sollte anfangs in konzentrierter Form mit Piperin, dem Hauptstoff des schwarzen Pfeffers, der die Bioverfügbarkeit des Kurkumas verbessert, als Nahrungsergänzungsmittel eingenommen werden. Pfeffer steigert die Bioverfügbarkeit von Kurkuma auf das bis zu 20-Fache. Die Einnahme sollte zudem mit Fett (Öl) erfolgen, da es fettlöslich ist. Eine tägliche Aufnahme über Kurkumapulver als Gewürz (notwendige Dosis: 1 Teelöffel) plus Pfeffer dürfte schwieriger umzusetzen sein.

Was Sie über Inositol wissen sollten

Inositol wird mit der Nahrung aufgenommen, hauptsächlich mit Früchten, Bohnen, Getreide und Nüssen. Die tägliche Aufnahme von Inositol aus Nahrungsmitteln überschreitet bei der westlichen Ernährung 500–700 mg/Tag nicht. Zitrusfrüchte sind reich an Inositol: 120 g Grapefruitsaft enthält 470 mg Inositol. Inositol kann im menschlichen Körper, insbesondere in der Leber, in den Nieren und im Gehirn auch aktiv synthetisiert werden (bis zu 2000–4000 mg/Tag). Die Inositol-Biosynthese variiert zwischen den Geweben in Abhängigkeit von sich ändernden funktionellen Anforderungen.

- Inositol ist notwendig, um Phosphatidylinositol herzustellen. Das ist ein Hauptbestandteil von Lezithin. Zudem ist Phosphatidylinositol wichtig für den Fettabbau.
- Außerdem erhöht Inositol die Empfindlichkeit der Rezeptoren für Serotonin, unserem Glückshormon; allerdings nur in hohen Dosierungen.
- Inositol ist auch ein Bestandteil von Nervenzellmembranen und erhöht die Übertragung von Nervensignalen.

Myo-Inositol (MI) und D-Chiro-Inositol (DCI)

Inositole existieren in neun verschiedenen Formen. Für Frauen mit PCOS sind vor allem Myo-Inositol (MI) und D-Chiro-Inositol (DCI) von Bedeutung. Es besteht eine komplexe Beziehung zwischen dem Glukose- und dem MI-Stoffwechsel. MI hemmt die Zuckeraufnahme im Dünndarm und reduziert den Blutzuckeran-

In den Eierstöcken bilden die Granulosazellen Östrogene und die Thekazellen produzieren Androgene. Veränderte Mengen von Myo-Inositol (MI) und D-Chiro-Inositol (DCI) beeinflussen die Bildung der Geschlechtshormone.

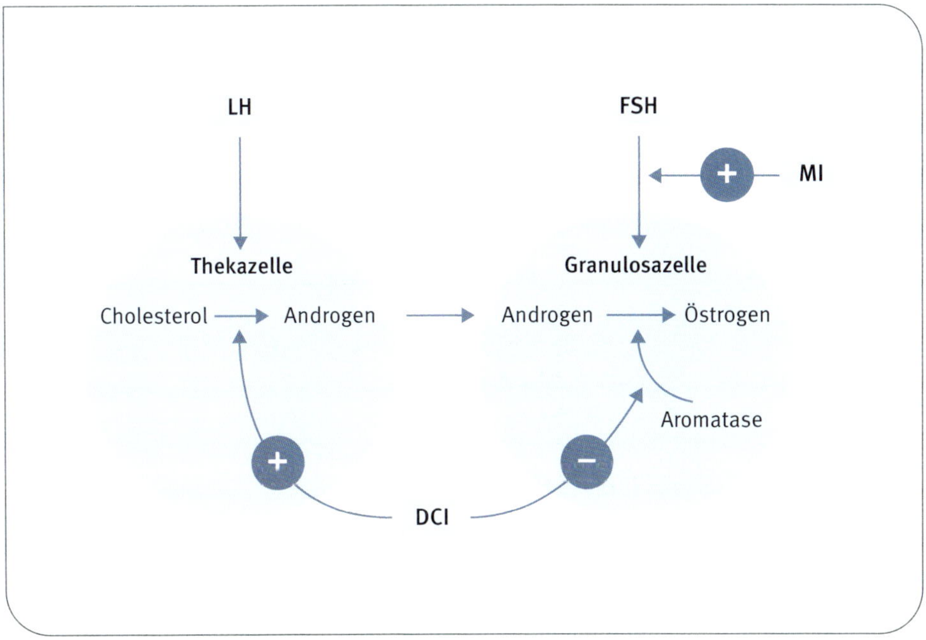

stieg. Glukose wirkt der zellulären Aufnahme von Inositol erheblich entgegen und kann durch Aktivierung eines speziellen Stoffwechselweges einen MI-Abbau herbeiführen

MI und DCI kommen in den Eierstöcken und der Follikelflüssigkeit in großen Mengen vor und spielen eine besondere Rolle im Insulinstoffwechsel und in der Follikelentwicklung. MI stimuliert die FSH-Synthese und damit die Bildung von Östrogenen, während DCI für die insulinvermittelte Androgensynthese verantwortlich ist und als Aromatasehemmer wirken kann. Unter physiologischen Bedingungen beträgt das MI-DCI-Verhältnis in den Eierstöcken 100:1 in der Follikelflüssigkeit und 40:1 im Plasma. Auf dem Markt sind viele Myo-Inositol-Präparate frei verkäuflich, einige enthalten auch D-Chiro-Inositol (DCI), welches aber in deutlich niedrigeren Konzentrationen als Myo-Inositol vorliegen sollte.

Sowohl ein zu hoher Blutzuckerspiegel (Hyperglykämie) als auch Insulinresistenz verändern das relative Verhältnis, in dem MI und DCI in den verschiedenen Geweben vorhanden sind. Bei Frauen mit PCOS und Insulinresistenz führt die Hyperinsulinämie zur vermehrten Umwandlung von MI zu DCI und damit einem erhöhten Gehalt an männlichem Hormon. Diese Substanzen sind frei verkäuflich und nicht von den Ärzt*innen zu verordnen.

Therapieeffekte von Inositol und Metformin

In der Therapie verbessert Myo-Inositol (MI) die Insulinresistenz deutlich. Im Vergleich zu Ovulationshemmern und Metformin konnten Inositol-Therapien (entweder MI + Folsäure oder MI + DCI + Folsäure) die Insulinresistenz und das verzuckerte Hämoglobin (HbA1c) signifikant verbessern und den Cholesterin- und Triglyzeridspiegel sowie den Blutdruck senken (bei einer Anwendung über mehr als 3 Monate), während die Behandlung mit Ovulationshemmern die Insulinresistenz und die Lipidparameter verschlechterte (Erhöhung des Cholesterin- und des Triglyzeridspiegels). Dieser negative Effekt der Ovulationshemmer (Antibabypille) zeigte sich in mehreren Studien.

Metformin hemmt in der Leber die Neubildung von Glukose und führt zur Verbesserung der Glukoseverwertung; es verlangsamt die Glukoseaufnahme im Darm und fördert die Zuckeraufnahme in die Körperzellen. Es zeigt aber darüber hinaus mehr Nebenwirkungen als Myo-Inositol (MI), nämlich Vitamin-B_{12}-Mangel, Übelkeit, Erbrechen, Durchfall, Appetitverlust und Magnesiummangel. Daher sollte die Metformindosis langsam gesteigert werden. Wenn Sie weitere Medikamente einnehmen, muss Ihr Arzt bzw. Ihre Ärztin das wissen, um Wechselwirkungen zwischen Metformin und den weiteren Präparaten auszugleichen.

Eine Metaanalyse von 6 Studien mit Metformin und Myo-Inositol konnte durch beide Substanzen Verbesserungen auf Nüchterninsulin, HOMA-Index, Testosteron, Androstendion, SHBG und BMI feststellen, wobei bei Patientinnen, die MI einnahmen, weniger Nebenwirkungen registriert wurden als bei Patientinnen, die Metformin einnahmen.

MI und DCI erhöhen die Glykogensynthase, welche die Umwandlung von Glukose in Glykogen fördert, eine Speicherform der Kohlenhydrate in Muskeln und Leber, wo sie der Aufrechterhaltung des Blutzuckerspiegels dienen. Insbesondere Frauen, die auf Metformin in höheren Dosierungen mit Blähungen reagieren, könnte eine Kombination aus niedrig dosiertem Metformin mit MI helfen. In einer Studie führte die Kombination aus Metformin und MI zu stärkerer Reduktion des HOMA-Index, zur Verbesserung des Menstruationszyklus, des Behaarungsmusters, der Akne und des BMIs nach 3 Monaten. Dennoch zeigten nicht alle Studien diese positiven Effekte von MI allein oder in Kombination mit Metformin; es dürfte daher sinnvoll sein, die Therapeutika nach den Bedürfnissen und Laborparametern der jeweiligen Frau auszurichten.

Wenn Sie einen Kinderwunsch haben, empfiehlt sich Myo-Innositol (MI):

- Frauen, die 6 Monate MI genommen haben, zeigten in vielen Studien eine höhere Anzahl an Eisprüngen (Ovulationen) als Frauen, die nur Metformin genommen hatten oder keine der beiden Substanzen.
- Bei einer Stimulationstherapie führt nach Studienlage die Kombinationstherapie mit Clomifen (Seite 56) plus Myo-Inositol zu deutlich mehr Schwangerschaften und weniger Fehlgeburten.

Bei bestehender Schwangerschaft erhöht das PCOS die Risiken für Schwangerschaftsdiabetes, Bluthochdruck und möglichen Folgen wie vermehrter Eiweißausscheidung im Urin mit der Gefahr von Krampfanfällen (Präeklampsie/Eklampsie, Seite 57). Mit der Einnahme von Myo-Inositol lassen sich diese Risiken um 50 % senken.

Metformin dagegen sollte bei Feststellung der Schwangerschaft abgesetzt werden, zumal der Verdacht besteht, dass es möglicherweise die fetale Entwicklung beeinträchtigt (SGA-Kinder) und zu einem erhöhten Risiko für Adipositas/Insulinresistenz führen kann.

Pflanzliche Alternativen zu GLP-1-Agonisten

Maulbeere: Ursprünglich aus China stammend findet man jetzt den Baum auch in Deutschland in Parks oder als Heckenpflanze. Die Früchte, die Rinde und die Blätter der weißen Maulbeere werden in verschiedenen Medikamenten und

Anwendung von Inositol bei PCOS

Bei der Behandlung von PCOS werden Inositole am häufigsten in Kombination mit Folsäure eingesetzt. Dies führt zur Verbesserung der hormonellen und metabolischen Störungen und zu einem schnelleren Eintreten einer Schwangerschaft bei Frauen mit PCOS. Außerdem sollte ein Präparat eingesetzt werden, das auch Lactalbumin enthält, ein Milchprotein von Säugetieren und das zweithäufigste Molkeprotein. Neben seiner Ernährungsfunktion scheint Lactalbumin auch den Durchtritt durch biologische Membranen zu erleichtern. Daher sollte von Anfang an ein Präparat gewählt werden, das neben Myo-Inositol und gegebenenfalls D-Chiro-Inositol (DCI) – in deutlich niedriger Dosierung! – auch Folsäure und Lactalbumin enthält. Vorsicht ist nur geboten bei einer Allergie gegen Milcheiweiß.

Nahrungsergänzungsmitteln eingesetzt. Einer ihrer wichtigsten Inhaltsstoffe, das 1 Desoxynojirimycin (DNJ), hemmt Enzyme im Darm, die Zucker abbauen, was den Blutzuckerspiegel nach dem Essen stabilisiert, die Insulinproduktion anregt und damit Zucker aus dem Blut entfernt. Die enthaltenen Ballaststoffe und Flavonoide fördern die Sättigung und Blutzuckerregulierung ähnlich einem GLP-1-Analogon (Seite 50). In Form von Nahrungsergänzungspräparaten können ausreichende Mengen des Wirkstoffes zugeführt werden. Apothekenpräparate mit weißem Maulbeerextrakt sind auf 1 % Desoxynojirimycin standardisiert, pro Tag kann 1 Kapsel verzehrt werden. Sie können weiße, getrocknete Maulbeeren auch übers Müsli geben oder als ballaststoffreichen Snack aus Trockenfruchtmischungen essen.

Berberin kommt unter anderem in den Pflanzen Berberitze (Berberis vulgaris) und der Orangenwurzel (Gelbwurz) im Wesentlichen in den Wurzeln, im Stamm und in der Rinde vor. Auch wenn die Datenlage nicht einheitlich ist, scheint Berberin die Insulinempfindlichkeit zu verbessern und den Fettstoffwechsel und den Zuckerstoffwechsel positiv zu verändern. Berberin kann die Wirkung von GLP-1 nachahmen und die GLP-1-Ausschüttung aus den Darmzellen erhöhen. Es wird in der Regel als Nahrungsergänzungsmittel in einer Dosis von 900–1500 mg pro Tag mit einer Mahlzeit eingenommen. Berberin kann jedoch auch zu Verdauungsbeschwerden führen. Berberin sollte nicht in der Schwangerschaft oder zusammen mit bestimmten oralen Antidiabetika (Sulfonylharnstoffen) eingenommen werden.

Fettsäuren

Auch Fettsäuren (Alpha-Liponsäure, Omega-3-Fettsäuren) können den gestörten Insulinstoffwechsel und seine Folgen, insbesondere bei übergewichtigen Frauen mit PCOS, deutlich verbessern, wenn eine Insulinresistenz vorliegt. Schlanke Frauen mit PCOS (Phänotyp D) dürften davon kaum profitieren.

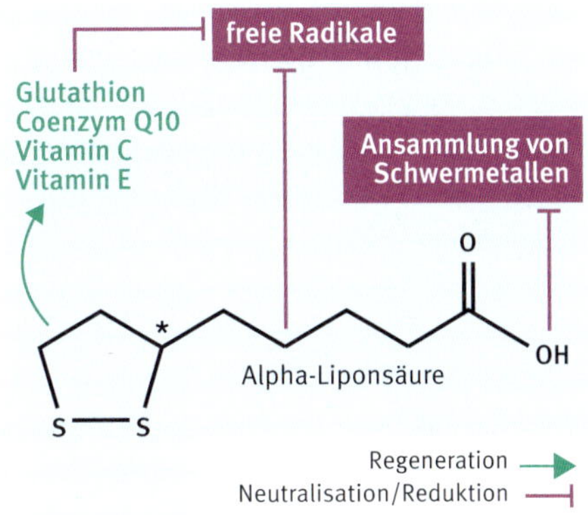

Alpha-Liponsäure wirkt als Antioxidans sowie Radikalfänger und unterstützt die Ausscheidung von Metallen.

Alpha-Liponsäure

Alpha-Liponsäure ist eine schwefelhaltige Fettsäure mit starken antioxidativen Eigenschaften. Sie neutralisiert nicht nur freie Radikale, sondern kann auch andere Antioxidanzien, wie Vitamin C und E, regenerieren. Zudem fördert Alpha-Liponsäure die Ausleitung von Schwermetallen, bevorzugt Blei und Quecksilber. Außerdem kommt es unter Alpha-Liponsäure zu einer Senkung von Triglyzeriden und LDl-Cholesterin. Alpha-Liponsäure schützt Lipidpartikel vor Oxidation (oxidiertes LDL), verbessert die Insulinresistenz, senkt die Leptinspiegel und erhöht die Adiponektinspiegel (Seite 71). Sie können Alpha-Liponsäure in Dosierungen von 250–600 mg täglich einsetzen.

Im Gegensatz zu anderen Antioxidanzien ist Alpha-Liponsäure sowohl wasser- als auch fettlöslich. Sie kann daher nicht nur Zellmembranen effizient passieren, sondern auch die Blut-Hirn-Schranke überwinden. Zu den natürlichen Quellen für Alpha-Liponsäure zählen Gemüse wie Spinat, Brokkoli und Tomaten sowie Fleisch und Innereien.

Neben ihren antioxidativen Eigenschaften erhöht Alpha-Liponsäure die Glukoseaufnahme in die insulinresistenten Zellen bei Frauen mit PCOS und steigert dadurch die Glukosetoleranz. Sowohl die Zuckerverwertung in den Zellen als auch die Wirksamkeit des Insulins werden durch Alpha-Liponsäure deutlich verbessert.

Sowohl Myo-Inositol (MI) als auch Alpha-Liponsäure spielen eine unabhängige Rolle bei der Aktivierung des Glukosetransporters Typ 4 (GLUT-4), der für die Glukoseaufnahme in Fettzellen, Skelettmuskelzellen und Herzmuskelzellen verantwortlich ist. GLUT-4 ist insulinabhängig: Steigt der Insulinspiegel an, verschmelzen die GLUT-4-Transporter mit der Zellmembran und Glukose kann entlang des Konzentrationsgefälles in die Zelle strömen und wird hier zu Glucose-6-Phosphat weiterverarbeitet. Der Blutzuckerspiegel sinkt.

Omega-3-Fettsäuren

Wissenschaftliche Analysen zeigen erhöhte Entzündungswerte bei übergewichtigen Frauen mit PCOS, da sich im Bauchfett (viszerales Fett) Entzündungsvorgänge abspielen. Diese Entzündung kann im Blut über hoch-sensitives CRP (hs-CRP) nachgewiesen werden. Eine Metaanalyse, die die Daten von 3648 Frauen ausgewertet hat, zeigte, dass der zirkulierende hs-CRP-Spiegel bei Frauen mit PCOS um 96 % höher lag als bei Kontrollpersonen und das dies mit einem hohen Auftreten von Fettleibigkeit bei Frauen mit PCOS einherging. Omega-3-Fettsäuren sind über ihre Mediatoren Resolvine, Maresine und Protektine an der Auflösung der Entzündung beteiligt. Das Verhältnis von den entzündungsfördernden Omega-6-Fettsäuren zu den entzündungshemmenden Omega-3-Fettsäuren sollte bei 5:1 liegen, in Deutschland liegt es bei 15:1.

Übersicht über den Fettsäurenstoffwechsel.

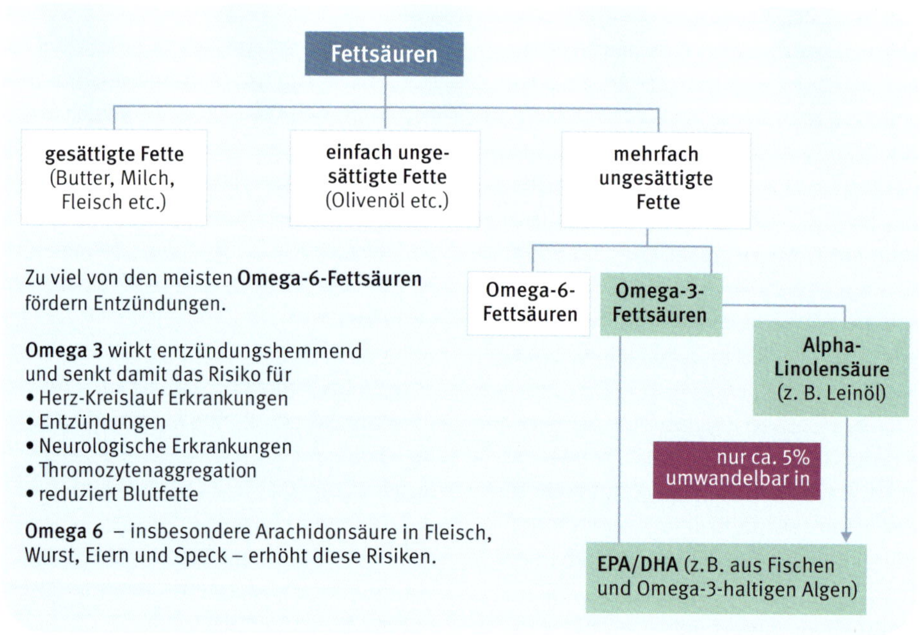

Als ursprüngliche Quellen für die Omega-3-Fettsäuren Docohexaensäure (DHA) und Eicosapentaensäure (EPA) gelten weitestgehend fette Meeresfische wie Hering, Makrele, Lachs oder Tunfisch, Krill sowie Algen. Aber auch Fleisch und Milchprodukte aus artgerechter Weidehaltung von Tieren, die nur Gras, Kräuter sowie Heu fressen, enthalten Omega-3-Fettsäuren. Heute werden sogenannte Nutztiere aber mit Omega-6-reichem Futter, Mais und Soja, gefüttert. Fische stammen häufig aus Aqua-Kulturen und nicht aus Wildfang und werden meist mit Omega-6-haltigen Getreiden gefüttert.

Mit anderen Worten: Die tierischen Produkte, die Menschen vor Beginn der industriellen Massentierhaltung zu sich genommen haben, konnten den Bedarf an Omega-3-Fettsäuren decken – heute ist das hingegen kaum noch gegeben. Sie sollten sich daher nach Laboranalyse ausreichend mit hochwertigen Omega-3-Ölen versorgen. Die Supplementierung mit Omega-3-Fettsäuren kann mit einer Verringerung der Entzündung und der proinflammatorischen Entzündungswerten einhergehen, indem sie die Sekretion von entzündungshemmenden Adipokinen (wie Adiponektin) stimuliert.

Adiponektin

Adiponektin ist das am häufigsten vorkommende Fettgewebsprotein. Es hat insulinsensibilisierende sowie ent-

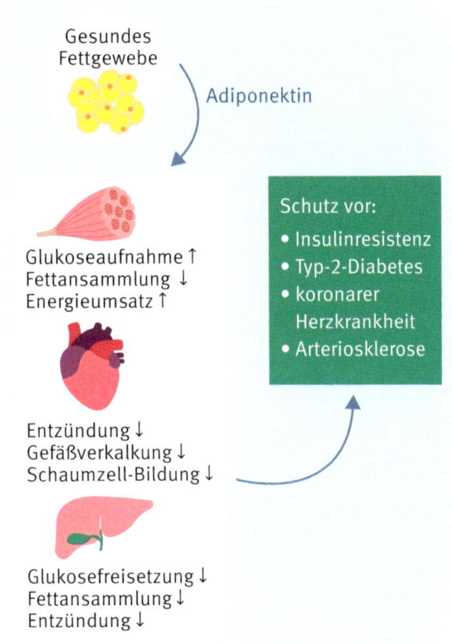

Adiponektin wird im Fettgewebe gebildet; wird Fett abgebaut, steigt das Adiponektin an, was zahlreiche positive Effekte nach sich zieht.

zündungshemmenden Eigenschaften. Adiponektin schützt vor Gefäßverkalkung (Arteriosklerose) und Schaumzellbildung in den Herzkranzgefäßen, das ist der Schlüsselschritt zur Entstehung von Arteriosklerose. Zu wenig Adiponektin wird nicht nur mit Insulinresistenz, Typ-2-Diabetes, Arteriosklerose und koronarer Herzkrankheit in Zusammenhang gebracht, sondern auch mit bösartigen Erkrankungen. Die Ansammlung von Bauchfett (viszeralem Fett) verringert die Produktion von Adiponektin. Eine Gewichtsreduktion führt dagegen zum Anstieg von Adiponektin. Eine verminderte Konzentration von Adiponektin im Blut zeigt sehr empfindlich eine Insulinresistenz an. Lebensmittel, die Adiponektin erhöhen, sind Blaubeeren, Erdbeeren, Walnüsse, Mandeln und Hülsenfrüchte wie Linsen und Kichererbsen.

Die Messung von Adiponektin kann als Diagnose- und Prognoseinstrument für Frauen mit PCOS nützlich sein. Mit dem Adiponektinspiegel wird auch der Therapieerfolg beurteilt: War Adiponektin vor einer Therapie im Mangel, kann der Anstieg einen guten Therapieerfolg zeigen.

Weitere Nahrungsergänzungsmittel

Weitere Ergebnisse zu Nahrungsergänzungsmitteln zur Verbesserung des Zucker- und Fettstoffwechsels zeigen teilweise beeindruckende Ergebnisse, zusätzliche Blut- und Stuhlanalysen im Vorfeld ermöglichen dann eher Therapieerfolge.

Acetylcystein: N-Acteylcystein, vielen bekannt als Schleimlöser, wird in der Darmwand und bei der ersten Leberpassage in Cystein umgewandelt. Zusammen mit den Aminosäuren Glutamin und Glycin entsteht das wichtige Antioxidans Glutathion. Acetylcystein ist nicht im Blut vorher messbar, hier müssen Sie gemeinsam mit Ihrem Arzt bzw. Ihrer Ärztin für funktionelle Medizin im Vorfeld entscheiden, welche Mittel ausprobiert werden sollten. Dazu ist es wichtig, dass der Arzt bzw. die Ärztin auch die Zusammenhänge von zum Beispiel oxidativem Stress und Antioxidanzien kennt. In Studien mit Acetylcystein bei PCOS zeigten sich verminderte Testosteronspiegel und erhöhte FSH-Spiegel. Des Weiteren zeigten Studien unter Acetylcystein eine Zunahme der Endometriumdicke (Gebärmutterschleimhaut), einen deutlichen Anstieg des LH-Spiegels und eine deutliche Erhöhung der Follikelanzahl im Eierstock.

Carnitin: In einer Metaanalyse mit 2362 Patientinnen zeigten sich positive Effekte von Carnitin, Inositol und Probiotika auf das Gewicht und den BMI, wobei Carnitin den größten Effekt zeigte. Carnitin verbesserte auch das Nüchtern-Insulin, die Triglyzeride und das LDL-Cholesterin signifikant. L-Carnitin ist natürlicherweise besonders in Fleisch, aber auch in manchen Fischen sowie in Ziegenkäse und Steinpilzen enthalten. Carnitin wirkt vor allem im Energiestoffwechsel, wobei Fettsäuren in die Kraftwerke unserer Zellen, die Mitochondrien, eingeschleust werden. Außerdem hat Carnitin entzündungshemmende Eigenschaften und trägt zur Regulation der Insulinempfindlichkeit bei. Insbesondere Frauen, die sich vegetarisch oder vegan ernähren, profitieren von einer täglichen Dosis von mindestens 2 g L-Carnitin 30 Minuten vor einer kohlenhydratreichen Mahlzeit.

Chrom, ein Spurenelement, findet sich vornehmlich in Schweinefleisch und Vollkornbrot. Stress, Infektionen und Sport führen zu einer erhöhten Chromausscheidung, messbar in Mineralstoffanalysen im Vollblut. Chrom steigert die Aufnahme von Glukose in die Zellen und reduziert darüber den HOMA-Index (-1,7), das Nüchtern-Insulin (-0,86 ml U/ml) und den BMI (2,4) und das freie Testosteron.

Coenzym Q10 (Ubichinon) ist eine körpereigene, vitaminähnliche Verbindung: Coenzym Q10 kann von allen Zellen selbst hergestellt werden, allerdings sinkt die Produktion ab dem 20. Lebensjahr leicht und ab dem 40. Lebensjahr deutlich ab. Coenzym Q10 spielt eine lebenswichtige Rolle bei der sauerstoffabhängigen Energieproduktion in den Mitochondrien und ist ein fettlösliches Antioxidans. Es schützt Fette vor Oxidation (zum Beispiel Schutz vor oxidiertem LDL-Cholesterin) und senkt Entzündungsmarker wie hs-CRP. Coenzym Q10 verbessert den Insulinspiegel und die Insulinresistenz und trägt zur Erhöhung der Adiponektinspiegel bei. Insbesondere ältere Frauen, die PCOS haben und übergewichtig sind, profitieren davon (nach Analyse des Cholesterin-korrigierten Q10-Spiegels). Für Frauen mit Kinderwunsch ist Coenzym Q10 für die Eizellreifung fast unerlässlich. Coenzym Q10 gibt es in zwei Formen, die als weitgehend gleichwertig zu beurteilen sind: Ubiquinol als reduzierte Form und Ubiquinon.

Vitamin D und PCOS

Der Vitamin-D-Rezeptor (VDR) kommt in fast allen Körperzellen vor und reguliert etwa 3 % des menschlichen Genoms, einschließlich der Gene, die auch auf den Zuckerstoffwechsel wirken. Vitamin D wird im menschlichen Körper endogen gebildet. Ultraviolette Strahlung aus den Sonnenstrahlen wirkt auf die Haut und wandelt 7-Dehydrocholesterin in eine Prävitaminform um, die anschließend in Vitamin D umgewandelt wird. Zur Aktivierung von Vitamin D sind zwei verschiedene Umwandlungsschritte erforderlich: Der erste findet in der Leber statt, wo das Enzym 25-Hydroxylase Vitamin D zu 25-Hydroxyvitamin D (25-OH-D) umwandelt. Anschließend wird 25-OH-D zu den Nieren transportiert, wo der zweite Aktivierungsschritt abläuft, dort entsteht 1,25-Dihydroxyvitamin D (1,25-OH-D, Calcitriol), die biologisch aktive Form von Vitamin D.

Das an Transportproteine gebundene Vitamin D gilt als Reservoir, das den Körperzellen nicht unmittelbar zur Verfügung steht, weil es die Zellmembranen nicht durchdringen kann. Gebundenes Vitamin D kann somit weder der intrazellulär stattfindenden Umwandlung zu 1,25-Vitamin D3 (Calcitriol) zugeführt werden, noch kann es als 25-OH-Vitamin D3 (Calcidiol) an den intrazellulären Vitamin-D-Rezeptor binden. Der Vitamin-D-Rezeptor (VDR) befindet sich nämlich nicht auf der Oberfläche von Zielzellen, sondern in der

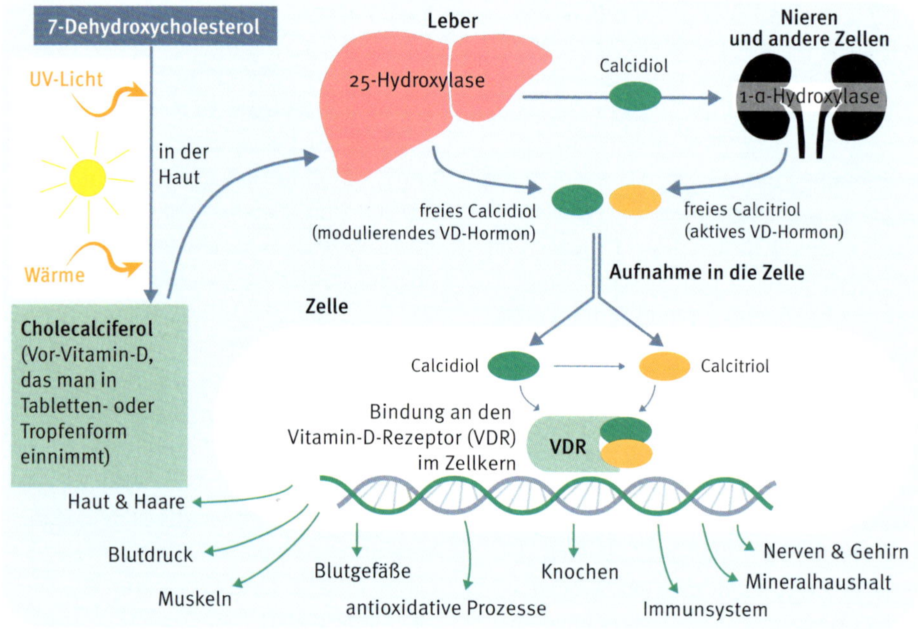

Der Vitamin-D-Stoffwechsel und die vielfältigen Aufgaben von Vitamin D im Körper.

Zelle: Nur freies Vitamin D, ca. 1–5 %, kann die Zellmembran durchdringen und so auf verschiedenen Ebenen wirken.

Für die Speicherung des Vitamin D in der Leber ist Magnesium notwendig, die Umwandlung zu Calcitriol kann durch toxische Metalle gestört werden, mit denen zunehmend mehr Menschen belastet sind. Da aber sowohl für die Umwandlung zu Calcitriol (Knochenstoffwechsel) in den Nierenzellen als auch für die Aufnahme in die Zellen (Calcidiol) nur freies Vitamin D genutzt werden kann, ist es sinnvoll, das freie Vitamin D zu bestimmen.

Die Vitamin-D-Substitution zu einer Hauptmahlzeit mit 10–15 g Fett verbesserte in vielen Studien den Zuckerstoffwechsel (Insulinresistenz), den LH-Spiegel und die Zyklusregelmäßigkeit, wobei die Höhe der Vitamin-D-Einnahme und die Einnahmedauer eine Rolle spielten. Frauen, die adipös sind, benötigen in der Regel höhere Dosierungen.

Verschiedene Labore geben unterschiedliche Maßeinheiten für die Vitamin-D-Werte an, das freie Vitamin D bestimmen nur wenige Labore. Der optimale Vitamin-D-Bereich liegt bei 75–100 (125) nmol/l bzw. 30–40 (50) ng/ml. Der optimale Bereich für freies Vitamin D liegt bei 8,63–28,8 pg/ml. Die folgende Tabelle dient dazu, die in ng/ml (häufigste Angabe) angegebenen Werte für 25-OH-D auf das freie Vitamin D umzurechnen, welches am besten im mittleren Normbereich liegen sollte. Bekannt ist, dass ein Großteil der hier lebenden Frauen unzureichende Vitamin-D- Spiegel hat.

Fazit: Supplemente und komplementäre Therapie

Mit den entsprechenden Laborparametern sind Sie gemeinsam mit Ihrem Arzt bzw. Ihrer Ärztin in der Lage:

- die für Sie adäquate Dosis des Supplements zu finden,
- zu entscheiden, was Sie substituieren möchten und
- welche weiteren komplementären Therapien Ihr Krankheitsbild verbessern könnten.

Hilfreiche Laboruntersuchungen für eine zielgerichtete Behandlung sind:

- Mineralstoffe und ihre toxischen Gegenspieler im Vollblut (Blei, Arsen, Cadmium, Quecksilber, Nickel)
- freies Vitamin D
- Omega-3-Fettsäuren
- Coenzym Q10
- Adiponektin als Verlaufskontrolle
- bioaktive B-Vitamine, Folsäure und Homocystein
- Alpha-Liponsäure
- Mikrobiomuntersuchungen und die Bestimmung von Zonulin und I-FABP als Marker für einen Leaky Gut
- freie kurzkettige Fettsäuren im Blut (Butyrat, Propionsäure, Essigsäure)

Bitte beachten Sie, dass therapeutische Dosierungen immer höher liegen müssen als präventive Dosierungen. Bei intakter Darmbarriere ist davon auszugehen, dass nach 4 Wochen die Mängel beseitigt sind und die Dosierungen sollten dann entsprechend gesenkt werden. Die präventiven Dosierungen sollten niedriger sein!

Umrechnung der Vitamin-D-Werte gemäß IMD-Berlin

25-OH-Vitamin D (ng/ml)	freies 25-OH-Vitamin D (pg/ml)
10	2,83
20	5,66
30	8,49
40	11,33
50	14,16
60	16,99
70	19,83
80	22,66
90	25,49
100	28,33
110	31,16
120	33,99
130	36,82

Die Werte in den farbig markierten Zellen bezeichnen den mittleren Normbereich.

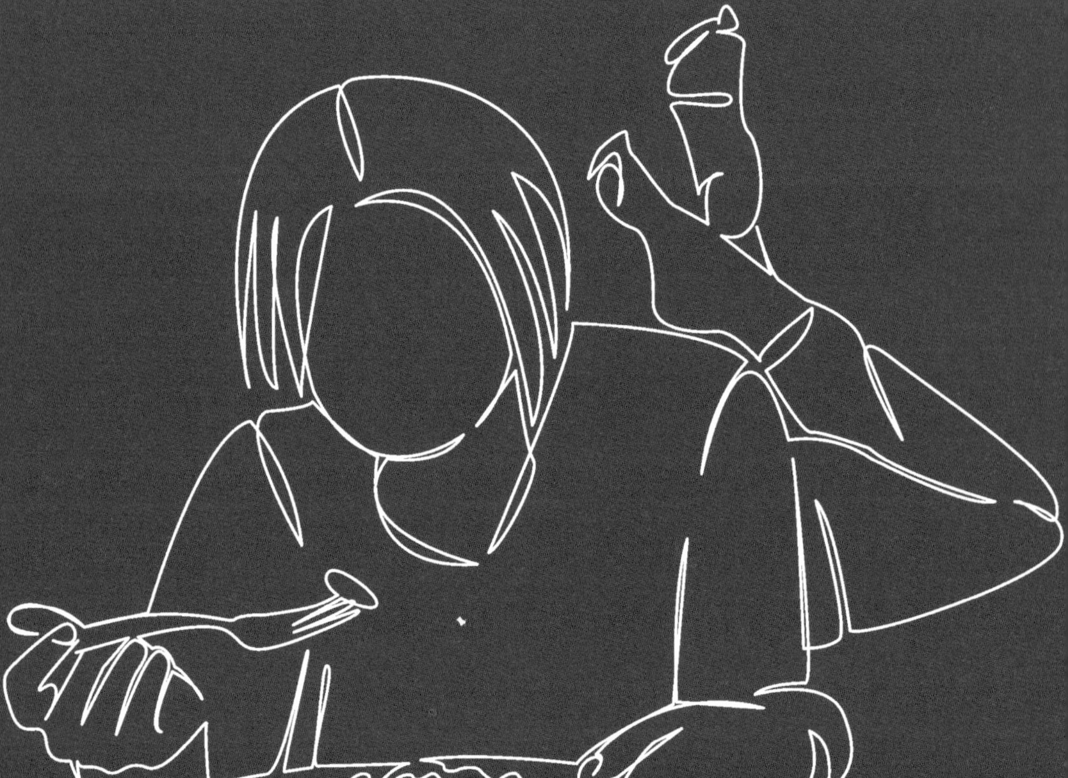

Selbst aktiv werden

Es gibt Nahrungsmittel, die sehr viel Gutes für Sie tun können, und es gibt solche, um die Sie zukünftig besser einen Bogen machen.

Abnehmen – wenn es so einfach wäre

Sicherlich haben Sie schon mehr als einmal den Rat erhalten abzunehmen. Schnelle Diäten und auch Sport allein reichen aber nicht, um das Körpergewicht langfristig zu senken.

Abnehmspritzen (Seite 48) als Zwischenlösung stellen mittlerweile eine gute Therapieoption dar, die Kosten müssen momentan meistens noch selbst getragen werden. Auch wenn Sie das Thema »Abnehmen« nervt, wenn Sie PCOS haben und übergewichtig sind, gibt es extrem viele gute Gründe, sich dennoch damit zu beschäftigen. In diesem Buchteil möchte ich Ihnen Informationen und Anregungen geben, was alles zu Übergewicht beiträgt und wie Sie Ihre Ernährung langfristig umstellen können.

Denn bei Übergewicht bewirkt die Gewichtsabnahme allein oft schon eine deutliche Besserung der PCOS-Symptome. Dazu ist es hilfreich zu wissen, das Übergewicht nicht nur mit zu hoher Kalorienaufnahme verbunden ist und der Art der Ernährung, sondern auch bestimmte Stoffe in unserer Umwelt daran beteiligt sind (Seite 32). Zum anderen ist es gerade dann, wenn Sie übergewichtig sind, nur unter großen Anstrengungen möglich, mit einer sportlichen Betätigung zu beginnen. Sinnvoll kann es zunächst sein, mehr Schritte zu gehen, Treppen zu steigen und mehr körperliche Arbeit im gewohnten Umfeld zu leisten. Es ist grundsätzlich wichtig, das Bewegungsprogramm an die körperlichen Möglichkeiten anzupassen. Wenn Sie adipös sind und schon Knieprobleme haben, ist Joggen für Sie keine hilfreiche Sportart, auch wenn alle sagen, wie gesund und ausgleichend Joggen sei. Aqua-Jogging ist da schon besser geeignet, aber möglicherweise fühlen Sie sich nicht wohl bei der Vorstellung, im Badeanzug den Blicken anderer Menschen ausgesetzt zu sein.

Kommen Sie in Bewegung

Mir ist bewusst, dass es sehr viele Hinderungsgründe geben kann, darum lautet die Empfehlung, gerade bei starkem Übergewicht bzw. wenn Sie sich lange kaum bewegt haben, in kleinen Schritten zu beginnen und über den Tag verteilt, sich etwas mehr zu bewegen bzw. Tätigkeiten auszuführen, die anstrengend für Sie sind. Sport-Tracking-Geräte, die Aktivitäten und den Kalorienverbrauch aufzeigen, sind dabei sehr hilfreich, denn auch Gartenarbeit, Hausarbeit oder Gassigehen mit dem Hund ist Bewegung.

Nehmen Sie sich zunächst die Zeit, eine Bestandsaufnahme zu machen: Wie viel oder wie wenig bewegen Sie sich im Moment im Alltag? Halten Sie das gern schriftlich fest. Dann haben Sie einen Ausgangpunkt, an dem Sie Ihre Erfolge in den kommenden Wochen und Monaten festmachen können. Es ist klar, dass es keinen Sinn macht, sich vorzunehmen, eine halbe Stunde zu joggen, wenn es Ihnen bereits schwerfällt, eine Viertelstunde zügig zu gehen. Die WHO-Richtlinie für die allgemeine Bevölkerung von 18–64 Jahren, in der Woche 150–300 Minuten aerobe Aktivität mittlerer Intensität oder 75–150 Minuten aerobe Aktivität hoher Intensität zu betreiben, absolvieren gerade einmal knapp 30 % aller Deutschen. Lassen Sie sich von derartigen Zielen daher nicht entmutigen, wenn es Ihnen derzeit unerreichbar erscheint.

Machen Sie sich einen realistischen Plan, der sich an Ihrem aktuellen Bewegungspensum orientiert, und beginnen Sie so kleinschrittig, dass es Sie eher unter- als überfordert. Feiern und belohnen Sie sich für jeden kleinen Erfolg. Und steigern Sie das Pensum nur wenig! Es geht nicht nur darum, eine bessere Kondition aufzubauen, sondern auch die Sehnen und Bänder müssen sich an die verstärkte Belastung gewöhnen. Es wird vermutlich eine Weile dauern, bis Sie tatsächlich Freude an der Bewegung haben. Aber irgendwann ist es so weit, dass Sie tatsächlich spüren, wie gut Bewegung Ihnen tut, wie Ihnen vieles leichter fällt, dass Sie beweglicher werden, besser Stress abbauen können usw. Dranbleiben ist also die Devise. Mehr Bewegung resultiert auch in messbaren positiven Effekten: Ein zu hoher Blutdruck sinkt, das Bauchfett (gemessen am Taillenumfang) nimmt ab und die Werte der Blutfette und des Blutzuckers werden besser.

Ideal ist eine Kombination aus Ausdauer- und Krafttraining. Diese Kombination führte in Studien zu verbesserten Insulinwerten sowie reduzierten Cholesterin- und Testosteronwerten. Suchen Sie sich Sportarten aus, die zu Ihren körperlichen Voraussetzungen passen und die Sie langfristig ausüben können. Sinnvoll

Blutzuckermessgeräte

Wenn Ihre Blutzuckerwerte zu hoch sind oder Sie vielleicht nachvollziehen möchten, welche Lebensmittel Ihren Blutzucker stark und lange erhöhen, oder wenn bei Ihnen vielleicht schon ein Diabetes besteht, sind Blutzuckermessgeräte (Flash-Glukose-Messystem) hilfreich, weil man mit ihnen den Blutzucker kontinuierlich überwachen kann. Die Geräte sind frei in Apotheken verkäuflich. Ein kleiner Sensor wird an der Rückseite des Oberarmes angebracht, wobei der Messfühler mit einer leichten Druckbewegung in die Haut geschoben wird. Dieser misst den Blutzucker in der Gewebeflüssigkeit (Interzellularflüssigkeit). Über ein Lesegerät oder eine entsprechende Smartphone-App werden Ihnen die Messwerte angezeigt. Auf diese Weise können Sie direkt nachverfolgen, wie Ihr Blutzucker auf verschiedene Lebensmittel und Aktivitäten reagiert. So können Sie besser verstehen, welche Nahrungsmittel den Blutzucker wie beeinflussen, und dadurch möglicherweise Heißhunger oder Energieeinbrüche vermeiden. Allerdings sind diese Blutzuckersensoren keine speziellen Tools zum Abnehmen, ermöglichen aber ,das Essverhalten besser zu verstehen und gegebenenfalls anzupassen.

sind feste Zeiten, die über das Ritual zur Alltagsroutine werden. Lassen Sie sich nicht davon entmutigen, dass sich mess- und spürbare Erfolge nur langsam einstellen. Möglicherweise fällt es Ihnen leichter, in einer Gruppe ähnlich betroffener Frauen gemeinsam zu trainieren. Das Miteinander und die festen Sportzeiten können eine gute Hilfe sein, den inneren Schweinehund immer wieder zu überwinden. Wenn Übungen leichter fallen, sollte die Intensität erhöht werden. Gewichtsmessungen oder Messungen der Zusammensetzung des Muskel- und Fettanteils mit Bioimpedanzanalysen bei einer Ärztin oder einem Arzt können auch kleine Erfolge sichtbar machen und stellen eine weitere Motivations- und Durchhaltehilfe dar.

Kritik am BMI

Der Body-Mass-Index (BMI) wird häufig zur Einordnung von Übergewicht bzw. Adipositas verwendet. Er errechnet sich aus dem Körpergewicht (in kg) geteilt durch das Quadrat der Körpergröße (in Metern): BMI = kg/m². Da nur das Gewicht und die Körpergröße einfließen, fehlen wichtige Parameter, wie Alter und Geschlecht. Auch ob es sich beim Körpergewicht überwiegend um Fett- oder Muskelmasse handelt, kann der BMI nicht unterscheiden.

Der BMI kann das Körperfett bei Sportlern und anderen Personen mit muskulösem Körperbau überschätzen. Er sagt nichts über die Körperfettverteilung einer Person aus. Der BMI bestimmt zwar das Ausmaß des Übergewichts. Wichtig für das Risiko von Krankheiten wie Herz-, Gefäß- oder Stoffwechselerkrankungen ist aber auch, an welcher Stelle des Körpers sich vermehrt Fett befindet. Vor allem das sogenannte Bauchfett ist ein Risiko für Herz, Leber und für das Gefäßsystem und triggert Entzündungen im niedrigschwelligen Bereich (»Silent Inflammation«).

Ob zu viel Bauchfett vorhanden ist, lässt sich besser mit den Größen »Waist to Hip (WHR)« und »Waist to Height (WHtR)« ablesen. Im Internet gibt es entsprechende Rechner, mit denen Sie Ihre Werte einfach selbst ermitteln können. Messen Sie dazu Ihre Taille (Waist) und Ihre Hüfte (Hip) mit einem Maßband aus. Die Messung erfolgt im Stehen 2–3 cm oberhalb des Bauchnabels (Taille) und am breitesten Teil des Gesäßes (Hüfte). Für »Waist to Height« benötigen Sie noch Ihre Körpergröße. Die Normwerte sind für jedes Alter deklariert.

Internationale Experten schlagen daher vor, zur Beurteilung von Übergewicht nicht allein auf die Messung des BMIs zu setzen, sondern WHR und WHtR einzubeziehen, denn der BMI allein lässt keine allgemeingültige Aussage zu Fettanteil, Fettverteilung und Gesundheitszustand zu. Die Deutsche Adipositas-Gesellschaft (DAG) teilte dem Deutschen Ärzteblatt auf Anfrage mit, »dass eine unmittelbare Überarbeitung der S3-Leitlinie ›Prävention und Therapie der Adipositas‹ aufgrund des neuen Vorschlags weder nötig noch geplant sei.« Der neue Vorschlag wird von 76 internationalen Fachgesellschaften und Patientenvertretungen weltweit unterstützt, deutsche Organisationen sind allerdings nicht darunter.

Verallgemeinernd kann man sagen, dass der »Birnentyp« eher der stoffwechselgesunde Typ und der »Apfeltyp« mit zu viel Bauchfett eher der stoffwechselkranke Typ ist.

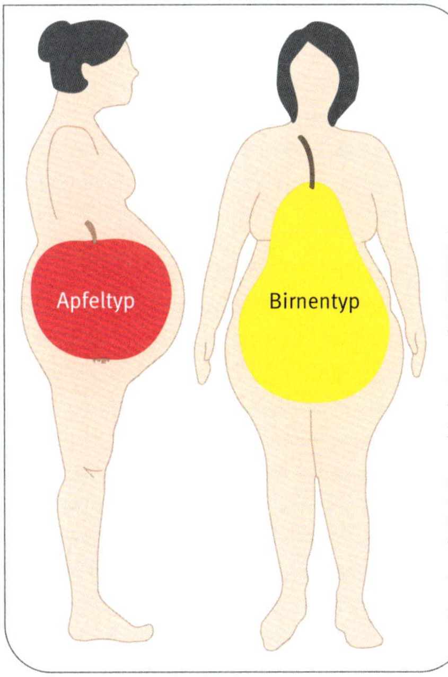

Mangiameli, F., Außen schlank – innen fett, TRIAS Verlag, 2020

Die Ernährung spielt eine maßgebliche Rolle

Die PCOS-Leitlinie schreibt, dass »zur Prävention und Behandlung der kardiometabolischen Risikofaktoren und Folgekrankheiten, die bei Frauen mit PCOS von großer klinischer Bedeutung sind, eine pflanzenbetonte Ernährung mit einer signifikanten Risikoreduktion für Typ-2-Diabetes und kardiovaskuläre Ereignisse assoziiert ist.« Orientieren Sie sich also zukünftig am besten an folgenden Grundprinzipien:

- Achten Sie auf eine adäquate (isokalorische) Energiezufuhr.
- Essen Sie Gemüse und Obst, z. B. »5 am Tag«.
- Verwenden Sie vorzugsweise Vollkornprodukte.
- Versorgen Sie sich adäquat mit Proteinen. Diese sollten überwiegend pflanzlich sein und zu einem geringeren Teil aus Fisch sowie fettreduzierten Milchprodukten bestehen.
- Meiden Sie dagegen rotes Fleisch und daraus hergestellte Wurstwaren!
- Verwenden Sie gesundheitsförderliche pflanzliche Öle und Fette.
- Machen Sie einen Bogen um hoch verarbeitete Lebensmittel, insbesondere energiereiche, fett- und zuckerhaltige Lebensmittel.
- Reduzieren Sie Ihren Salzkonsum.
- Verzichten Sie auf zuckergesüßte Getränke.
- Alkoholische Getränke sollten gar nicht oder nur in Maßen konsumiert werden.

Bei der Mehrzahl der Menschen kommt es im Erwachsenenalter zu einem kontinuierlichen Gewichtsanstieg, der das Risiko für gewichtsabhängige Krankheiten erhöht. Ein solcher Gewichtsanstieg erhöht bei jüngeren Frauen auch das Risiko für die Entwicklung eines PCOS. In einer Beobachtungsstudie lag die Prävalenz des PCOS bei Frauen mit Adipositas (BMI ≥ 30) mit 14,0 % etwa 3-mal so hoch wie bei Frauen mit Normalgewicht (BMI ≤ 25) mit 4,3 %. Aus diesem Grund wird die Einhaltung eines gesunden Körpergewichts bei Frauen im reproduktiven Alter empfohlen. Eine Gewichtszunahme von mehr als 5 kg sollte vermieden werden. Dieses Ziel lässt sich mit den genannten Prinzipien in Kombination mit regelmäßiger körperlicher Aktivität erreichen.

Warum es sinnvoll ist, auf rotes Fleisch zu verzichten

Rotes Fleisch fördert oxidativen Stress, der zu Diabetes und zu Fehlfunktionen der Bauchspeicheldrüse führen kann. Bei der Zubereitung von rotem Fleisch, insbesondere starkem Erhitzen, entstehen viele AGEs (Advanced Glycation Endproducts), die besonders entzündungsfördernd sind und damit stark zu einer Insulinresistenz beitragen können. Der Verzehr von rotem Fleisch, sowohl verarbeitetem als auch unverarbeitetem, war in einer Studie stark mit einem erhöhten Risiko für Typ-2-Diabetes verbunden. Teilnehmer, die am meisten rotes Fleisch aßen, hatten ein um 62 % höheres Risiko, an Typ-2-Diabetes zu erkranken, als diejenigen, die am wenigsten davon aßen. Jede zusätzliche tägliche Portion verarbeitetes rotes Fleisch war mit einem um 46% höheren Risiko verbunden, an Typ-2-Diabetes zu erkranken, und jede zusätzliche tägliche Portion unverarbeitetes rotes Fleisch war mit einem um 24% höheren Risiko verbunden.

Ersetzt man eine Portion rotes Fleisch durch eine Portion Nüsse und Hülsenfrüchte, ist das Diabetes-Typ-2-Risiko um 30% geringer, bei einem Ersatz durch eine Portion Milchprodukte reduziert sich das Risiko um 22%.

Diese Zusammenhänge wurden seit 2017 in etlichen Studien gezeigt und u.a. im Deutschen Ärzteblatt veröffentlicht – es verwundert daher umso mehr, dass diese Erkenntnisse nicht in der ärztlichen Sprechstunde kommuniziert werden.

Passen Sie Ihren Lebensstil und Ihre Ernährung an

- Vorhandenes Übergewicht zu reduzieren, ist ein langfristiges Projekt. Wie Medikamente (Seite 44) und Bewegung (Seite 79) dazu beitragen können, haben Sie schon erfahren.
- Die mediterrane Ernährung führt zu verbesserten Stoffwechselparametern und stellt eine gute Grundlage dar.
- Es ist aber keine besondere Diät-Form erforderlich. Die Qualität der Kohlenhydrate ist wichtiger als die Beschränkung, dabei sollten ballaststoffreiche Kohlenhydrate bevorzugen werden (dazu im folgenden Kapitel mehr).
- Kochen Sie selbst: Sollten Sie nicht genügend Zeit dafür finden, gibt es mittlerweile in Supermärkten häufig schon frische, fertige Salate und Bowls: Sie bestehen meist aus 3 Komponenten:
  - ca. 30% Kohlenhydratanteil zum Beispiel Reis, Quinoa, Couscous,
  - ca. 30% Proteinanteil zum Beispiel Hühnchen, Fisch oder Tofu und
  - rund 30% Gemüse, Obst, Sprossen, Nüsse oder Samen.
- Studieren Sie genau die Zutatenliste und achten Sie auf die Frische des Produkts.
- Meiden Sie Umweltchemikalien (Seite 41), kaufen Sie keine hoch verarbeiteten Lebensmittel (Seite 118), meiden Sie Zucker.
- Eine gute Zuckeralternative sind getrocknete Datteln: Sie enthalten pro Dattel nur 29 kcal, besitzen aber auch Vitamine, Mineral- und Ballaststoffe.
- Kaufen Sie keine Konservendosen und achten darauf, dass die Lebensmittel keine Emulgatoren und wenig oder keine Zusatzstoffe enthalten.

Ernährung bei Kinderwunsch

Wenn Sie übergewichtig sind und einen unerfüllten Kinderwunsch haben, dann ist dieser Wunsch vielleicht eine gute Motivationshilfe zum Abnehmen für

Sie, denn die Wahrscheinlichkeit, auf natürlichem Wege schwanger zu werden, verbessert sich in der Regel bereits bei einer 5–10 %igen Gewichtsreduktion. Zudem macht Übergewicht die Schwangerschaft risikoreicher und gefährdet die Gesundheit des Ungeborenen (Seite 57). Übergewicht mit einem BMI > 30 erhöht bei Frauen das Risiko für EPH-Gestose, Schwangerschaftsdiabetes und eine Frühgeburt. Übergewicht ist aber auch in Abhängigkeit von dessen Ausmaß mit kindlichen Auffälligkeiten verbunden wie kardiovaskulären Fehlbildungen, einem offenen Rücken, Lippen-Kiefer-Gaumenspalten und anorektalen Fehlbildungen, Geburtsfehler, bei denen die Öffnung vom After zu eng ist oder ganz fehlt.

Zudem kann die Gesundheit Ihres Kindes über sogenannte epigenetische Mechanismen beeinträchtigt werden. Dabei handelt es sich nicht um Genmutationen, sondern um chemische Vorgänge wie zum Beispiel Methylierungen, also das Anheften von bestimmten chemischen Gruppen an die Erbsubstanz, die DNA, die das Ablesen bestimmter Gene hemmen können. Daher ist es umso wichtiger, dass Sie bei einem Kinderwunsch vor Eintritt einer Schwangerschaft Ihr Gewicht normalisieren und zu einer Ernährungsweise finden, mit der Sie langfristig abnehmen bzw. Ihr erzieltes Gewicht halten können. Wie so eine Ernährung aussehen könnte, beschreibe ich im nächsten Kapitel.

Auch Mikronährstoffmängel wie Vitamin- und Mineralstoffdefizite und Omega-3-Fettsäure-Mängel sollten idealerweise bei Frau und Mann vor Eintritt einer Schwangerschaft ausgeglichen werden. Auch werdende Väter haben über epigenetische Mechanismen Einfluss auf die Gesundheit ihrer Kinder. Hoher Konsum von gesättigten Fettsäuren und Zucker war bei beiden Geschlechtern – also Frau und Mann – mit einer reduzierten Fruchtbarkeit (Fertilität), also der Möglichkeit schwanger zu werden, verbunden.

Ernähren Sie sich Mikrobiom-freundlich

Unsere Ernährung sollte nicht nur unsere Körperzellen mit den nötigen Nährstoffen versorgen, sondern auch die guten Bakterien in unserem Dickdarm füttern.

Auf den folgenden Seiten wird es daher um die Schlagworte »Darmflora« bzw. »Mikrobiom«, »Ballaststoffe«, »Präbiotika«, »Probiotika« und »Leaky Gut« gehen. Denn dies sind wichtige Begriffe, die im Zusammenhang mit einem PCOS, Übergewicht, Insulinresistenz und der vermehrten männlichen Behaarung stehen. Zudem sind es auch die Schlüssel, um den eigenen Lebensstil anzupassen und die Krankheitssymptome zu lindern. Vielleicht wird es Sie erstaunen, wenn ich behaupte, dass der Darm und seine Bewohner einer der Ursachen eines gestörten Insulinstoffwechsels bei PCOS sein kann und demzufolge auch einen Lösungsweg darstellt. Aber der Reihe nach, zunächst will ich erläutern, welche Bewohner sich in unserem Darm befinden.

Unser Darmmikrobiom

Der menschliche Körper wird von einer Vielzahl von Mikroorganismen bewohnt, die zusammen Mikrobiom genannt werden. Dieses Mikrobiom besiedelt die Haut und alle Schleimhauthöhlen (Nasenschleimhaut, Mundschleimhaut, Lungenschleimhaut, Vaginalschleimhaut); jedoch erreichen diesen Mikroorganismen im Magen-Darm-Trakt eine außergewöhnliche Dichte, da Billionen von Bakterien, Pilzen und Viren in Symbiose mit dem Wirt, also uns, für einen möglichen gegenseitigen Nutzen koexistieren.

Das Darmmikrobiom ist an der Verdauung von Nährstoffen beteiligt, spielt eine wichtige Rolle für unser Immunsystem und beeinflusst unseren Stoffwechsel, indem es Botschaften aus unserem Magen-Darm-Trakt zu anderen Organen wie Leber, Muskulatur und zentralem Nervensystem weiterleitet, wobei auch Impulse des zentralen Nervensystems an das Darmmikrobiom gesendet werden.

Einige Darmbewohner produzieren auch lebenswichtige Vitamine (Vitamin K, B1, B2, B6, B12), fördern die Nährstoffaufnahme oder eliminieren Schadstoffe. Sie hindern fremde Bakterien daran, sich im Darm anzusiedeln, und sind für die Reifung und Regulierung des Immunsystems unerlässlich. So dämpfen sie etwa die Antwort des darmassoziierten Immunsystems auf harmlose Darmbewohner, Nahrungsbestandteile und Selbstantigene.

In der industrialisierten Welt mit hoch verarbeiteten Lebensmitteln, vielen chemischen Zusätzen wie Konservierungsstoffen, Farbstoffen und Emulgatoren ist eine pflanzenbasierte Ernährung mit hohen Zelluloseanteilen (Hauptbestandteil pflanzlicher Zellwände) seltener geworden. Diese »moderne Ernährung« hat viele negative gesundheitliche Auswirkungen auf den Menschen. Da der Mensch im Darm Zellulose mit seinen Verdauungsenzymen nicht abbauen kann, dient diese als Ballaststoff. Die entsprechenden Darmbakterien verfügen über die nötigen Enzyme, um aus Zellulose u. a. kurzkettige Fettsäuren zu bilden.

Die drei Enterotypen

Die menschliche Darmflora lässt sich nach dem jetzigen Wissensstand in drei Enterotypen einteilen. Diese bilden stabile, deutlich unterschiedliche Bakterien-

Unsere Darmbewohner

Verschiedene Stämme (»Phylum«, Mehrzahl »Phyla«) unserer Darmflora sind:

- Firmicutes mit ca. 40 % (20–66 %), dazu gehören auch Ruminokokken
- Bacteroidetes mit circa 28 % (0,1–65 %), dazu gehören auch Bacteroides und Prevotella
- Proteobacteria mit ca. 2 % (0,2–22 %)
- Actinobacteria mit ca. 8 % (1–33 %)
- Verrucomicrobia mit ca. 1% (0–9 %), z. B. Akkermansia muciniphila
- Eucharcheota mit ca. 1% (0–11%).

Bis zu 90 % der Darmbakterien gehören den Bakterienabteilungen (= Phyla) Firmicutes und Bacteroidetes an. Die restlichen Bakterienarten verteilen sich hauptsächlich auf die Phyla Actinobacteria, Proteobacteria, Euryarchaeota und Verrucomicrobia.

cluster mit typischen Stoffwechseleigenschaften:

- Enterotyp 1 ist vor allem gekennzeichnet durch eine hohe Anzahl an Bacteroides (bei Fleischessern und Konsum von Zucker).
- Enterotyp 2 charakterisiert eine starke Prevotella-Besiedlung (vornehmlich bei Vegetariern).
- Enterotyp 3 weist eine ausgeprägte Ruminococcus-Flora auf (seltener Enterotyp).

Im Dünndarm finden wir hauptsächlich Firmicuten und Proteobakterien. Im Dickdarm nimmt die Anzahl der Bakterien zu, die ohne Sauerstoff Ballaststoffe, unverdauliche und schnell vergärende Kohlenhydrate verwerten und sie zur Produktion kurzkettiger Fettsäuren (Short Chain Fatty Acids = SCFAs) nutzen.

Wichtig: Ballaststoffe und kurzkettige Fettsäuren

Es gibt wasserlösliche und wasserunlösliche Ballaststoffe. Die wasserunlöslichen Ballaststoffe sind z. B. in Vollkornprodukte, Pilzen und Hülsenfrüchten enthalten. Wasserunlösliche Ballaststoffe dienen als Quellmaterial, sorgen bei ausreichender Flüssigkeitszufuhr für Sättigungsgefühl und beschleunigen die Darmpassage. Zum anderen binden sie Gallensäuren, den Baustoff für Cholesterin, und wirken damit cholesterinsenkend.

Die meisten löslichen Ballaststoffe fungieren als Präbiotika, werden von Darmbakterien verstoffwechselt und produzieren kurzkettige Fettsäuren als Energiequelle für die Darmzellen. Sie ernähren so unsere Darmflora und unterstützen bei der Nahrungsverwertung. Sie können vom Menschen selbst nicht verdaut und aufgenommen werden. Die Darmbakterien nutzen die Ballaststoffe zur Herstellung der kurzkettigen Fettsäuren (SCFAs) Propionat, Acetat und Butyrat, was den Zuckerstoffwechsel, den Fettstoffwechsel, die Immunabwehr und das Nervensystem positiv beeinflusst. Vollfetter Großlochkäse ist das Lebensmittel, das natürlicherweise bedeutende Mengen an SCFAs enthält. Propionibacterium freudenreicheri gilt als Starterkultur für Schweizer Großlochkäse.

Bei vielen Menschen kommt es durch pathogene Bakterien, Umweltschadstoffe, Emulgatoren und Stress zu einem Leaky Gut. Dies scheint ein entscheidender Mechanismus für die Entstehung von Entzündungsbotenstoffen (Zytokinen) zu sein, die über den Blutweg in den gesamten Organismus gelangen und eine Insulinresistenz mit Hyperinsulinämie auslösen können. In der Folge entstehen mehr Androgene – männliche Hormone.

Kurzkettige Fettsäuren haben weniger als 6 Kohlenstoffatome und sind bei Raumtemperatur flüssig. Die am häufigsten vorkommende kurzkette Fettsäure ist Essigsäure mit 60 %

- Essigsäure = Acetat (2 Kohlenstoffatome) 60 %
- Propionsäure = Propionat (3 Kohlenstoffatome) 20 %
- Buttersäure = Butyrat (4 Kohlenstoffatome) 20 %

Für unsere Gesundheit ist neben der Gesamtmenge an kurzkettigen Fettsäuren auch ein stabiles Verhältnis der Fettsäuren wichtig, eine stark davon abweichende Verteilung kann auf eine Störung der Darmflora hinweisen. Mit verschiedenen Präbiotika werden dann genau die Bakterien gefüttert, die die entsprechenden Fettsäuren produzieren.

In Mikrobiom-Profilen, die von unterschiedlichen Laboren in Deutschland durchgeführt werden, wird der Enterotyp 1 aufgrund der hohen Zahlen von Bacteroides Menschen zugeordnet, die viel Fleisch und tierisches Eiweiß zu sich nehmen; Enterotyp 2 hat eine starke Prevotella-Flora, die auf die Verstoffwechselung komplexer Kohlenhydrate und Ballaststoffe ausgerichtet ist. Die höchste Syntheserate kurzkettiger Fettsäuren zeigen Menschen, die komplexe Kohlenhydrate aus faserreichen pflanzlichen Produkten zu sich nehmen. Das führt auch zu einem deutlich verbesserten Zuckerstoffwechsel, indem die Insulinempfindlichkeit verbessert wird. Kurzkettige Fettsäuren können zwar auch im Aminosäurestoffwechsel entstehen, jedoch wird dieser Weg nur von circa 1 % der Darmmikrobiota verwendet.

Die Bildung von TMAO vermeiden

Die sogenannte Proteingärung findet im letzten Darmabschnitt statt: Dann bilden bestimmte Darmbakterien, wie Proteobakterien und Clostridien, aus Cholin, Betain und Carnitin (Bestandteile von rotem Fleisch, Fisch und Eiern) und Getränken mit hohem Gehalt an Fructose Trimethylamin (TMA), das durch die Darmwand aufgenommen und mit dem Blut zur Leber transportiert wird. In der Leber wandeln Enzyme TMA zu Trimethylamin-N-Oxid (TMAO) um. TMAO nun ist eine ungesunde Substanz, die den Cholesterin- und Gallensäurestoffwechsel ungünstig beeinflusst und entzündliche Veränderungen der Gefäßwände fördert. TMAO korreliert positiv bei PCOS-Patientinnen mit einer systemischen Entzündung und erhöhten Mengen an Testosteron.

Doch es gibt Subtanzen in pflanzlichen Nahrungsmitteln, die die TMA-Bildung blockieren. Das sind z. B. Butanol in Olivenöl sowie Resveratrol in Rotwein und roten Beeren wie Preiselbeeren, roten Johannisbeeren, Weintrauben, Pflaumen und Erdbeeren. Noch sinnvoller erscheint es, Eier und Fleisch deutlich zu reduzieren und Getränke mit hohem Gehalt an Fruktose (Brause, Cola, Limo) zu meiden

Was Sie über TMA und TMAO wissen sollten

Bei der Mikrobiomanalyse im Labor sollte auch die Anzahl an TMA-bildenden Bakterien mitbestimmt wird. Diese Bakterien haben in ihrer Zellwand Lipopolysaccharide, also Verbindungen aus Fett und Zuckerbestandteilen. Diese Bakterien nutzen insbesondere tierisches Eiweiß, um daraus TMA herzustellen. Was genau ist TMA?

Trimethylamin (TMA) ist ein Molekül, das im Darm aus dem Abbau von Carnitin, Cholin und Betain durch Bakterien hergestellt wird. Es wird anschließend in der Leber zu Trimethylamin-N-Oxid (TMAO) umgewandelt.

Die Erhöhung der TMAO-Konzentration im Blut wird demnach durch 3 Faktoren wesentlich beeinflusst: die Ernährung, das Mikrobiom und die Aktivität des Leberenzyms. Ein erhöhter TMAO-Spiegel korreliert mit einem erhöhten Spiegel an männlichen Hormonen.

Carnitin kann der Körper selbst aus den Aminosäuren Lysin und Methionin bilden, es ist notwendig für den Energiestoffwechsel der Zellen. Bei Fleischessern wird es direkt über die Nahrung aufgenommen. Cholin ist eine wichtige Komponente von Zellmembranen und ein Bestandteil des Nervenbotenstoffs Acetylcholins. Besonders cholinhaltig sind Eier, Fleisch, insbesondere Rinderleber, und Fisch, hier insbesondere Hering. Betain kommt in Brokkoli, Spinat, Zuckerrüben und Meeresfrüchten vor und reduziert über chemische Vorgänge das gefäßschädigende Homocystein.

Die Höhe der TMAO-Konzentration ist von der Menge dieser 3 Stoffe – Carnitin, Betain und Cholin abhängig.

Fruktosehaltige Getränke können das Wachstum von Bakterien im Darm fördern, die den TMAO-Gehalt erhöhen. Die TMA-Synthese im Darm lässt sich mit kalt gepresstem Olivenöl, Traubenkernöl und Balsamico-Essig reduzieren.

Finden sich im Mikrobiombefund viele TMA-bildende Bakterien, sollte die Höhe des TMAO im Urin bestimmt werden und diese 3 auslösenden Substanzen (Carnitin, Cholin und Betain) in der Nahrung reduziert werden. Sollten Sie keinen Mikrobiombefund aus dem Labor haben, sollten Sie vorsichtshalber Lebensmittel mit hohem Gehalt an Cholin, Betain und Carnitin reduzieren.

bzw. die Ernährung auf eine vegetarische Kostform umzustellen. Auch Kurkuma (Seite 64) vermindert den TMA-Spiegel und damit auch den TMAO-Spiegel deutlich.

TMA ist in Mikrobiom-Stuhlbefunden zu diagnostizieren, genauso wie Phenole und Ammoniak, die ebenfalls aus dem bakteriellen Eiweißstoffwechsel entstehen und negative gesundheitliche Auswirkungen haben können. Einige vegetarische Lebensmittel, die als Präbiotika fungieren und Bakteriengattungen fördern, die daraus für uns gesundheitsförderliche Substanzen bilden, werden in der folgenden Auflistung genannt. Sicherlich finden Sie in der Tabelle Lebensmittel, die Sie gern essen und zukünftig häufiger konsumieren können, um ein gesundes Darmmikrobiom zu fördern.

Ballaststoffreich ernähren – so geht's

Die DGE empfiehlt mindestens 30 g Ballaststoffe pro Tag, eine ballaststoffreiche Kost enthält 50 g/Tag. Beispielhaft werden verschiedene Lebensmittel mit ihrem Ballaststoffgehalt aufgelistet (Seite 93). Eine ballaststoffreiche Ernährung führt zu einer höheren bakteriellen Diversität (Alpha-Diversität), eine zucker- und fettreiche Ernährung zur Verminderung der Firmicuten, die die kurzkettige Fettsäure Butyrat bilden, diese erhält die so wichtige Darmbarriere, denn sie ist die Hauptenergiequelle für das Darmepithel. Bacteroidetes produzieren die kurzkettigen Fettsäuren Acetat und Propionat.

Sie können durch Ihre Ernährung die Zusammensetzung Ihres Darmmikrobioms und die Bildung dieser wichtigen kurzkettigen Fettsäuren (die später noch ausführlicher vorgestellt werden, Seite 94) beeinflussen. Lebensmittel, die im Darm die Butyratbildner erhöhen, sind:

- Gemüse wie Artischocken, Karotten, Brokkoli, Knoblauch, Spargel
- Obst wie Bananen, Äpfeln, Birnen, Kiwi, Aprikosen, Himbeeren
- Hülsenfrüchte wie Bohnen, Kichererbsen, Linsen
- Vollkorngetreide
- Reis und insbesondere gekochte und wieder abgekühlte Kartoffeln

Wenn Sie mehr Lebensmittel essen, die reich an Ballaststoffen sind, kann dies anfangs zu unangenehmen Blähungen führen, weil in Ihrem Darm ja noch nicht die Bakterien in ausreichender Zahl vorhanden sind, die diese Ballaststoffe zu kurzkettigen Fettsäuren abbauen können. Es ist daher sinnvoll, den Ballaststoffanteil langsam zu steigern. Alternativ können Sie anfangs auch Akazienfasern einnehmen, die nur circa 20% des Blähpotenzials haben. Akazienfasern werden aus dem getrockneten und pulverisierten Harz bestimmter Akazienarten aus den Sahelstaaten Afrikas gewonnen. 10 g eines frei verkäuflichen Akazienpulvers decken ungefähr 30%

der empfohlenen Ballaststoffzufuhr von täglich 30 g.

Auch Inulin, das zum Beispiel in Spargel, Topinambur, Chicorée und Artischocken steckt, wird als Präbiotikum bezeichnet. Es fördert die Bildung der drei gesunden kurzkettigen Fettsäuren Butyrat, Propionat und Acetat. Inulin ist auch als fertiges Pulver im Handel. Pektine, die sich besonders in sauren Früchten wie Äpfeln, Quitten oder Johannisbeeren finden, werden im Dickdarm vollständig fermentiert, wobei vornehmlich Acetat entsteht. Man kann Pektine auch als Apfelpektin kaufen: Es ist die optimale Nahrungsquelle für die Bacteroides, jene Bakterien, die die Ausscheidung von Zucker aus dem Körper unterstützen.

Wenn Sie sich ballaststoffreich ernähren, so ändert sich nach einigen Monaten die Zusammensetzung der Bakterien im Darm und es werden mehr kurzkettige Fettsäuren gebildet:

- Bacteroides, Bifidobakterien, Eubakterien und Prevotella bilden alle 3 SCFAs, also Acetat, Butyrat und Propionat.
- Akkermansia muciniphila bildet Acetat und Propionat.
- Lactobazillen und Ruminokokken bilden Acet.
- Faecalibacterium prausnitzii ist ein wichtiger Butyratbildner.

Die folgende Tabelle zeigt noch einmal übersichtlich, mit welchen Lebensmitteln Sie welche Bakterien im Darm füttern und damit deren Wachstum fördern.

Präbiotische Lebensmittel und ihre Wirkungen und Einsatzgebiete

Präbiotikum	Lebensmittel	Wirkungen	Einsatzgebiete
Galacto-Oligo-Saccharide (GOS: Raffinose, Verbascose, Stachyose)	• Hülsenfrüchte (insbesondere Sojabohnen) • Kürbisgewächse • Spargel, • Kohl, Brokkoli • Rote Bete • Zwiebelgewächse • helle Pfirsiche • Wassermelonen • Zuckerrübe und Zuckerrohr • Johannisbrotkernmehl • Traganth	• Darmmukosaschutz: GOS fördern das Wachstum von Faecalibacterium prausnitzii und/oder Akkermansia muciniphila. • GOS fördern das Wachstum von Bifidobakterien und Lactobazillen	• leichte Schleimhautentzündungen • Defizite von Akkermansia muciniphila, Faecalibacterium prausnitzii, Bifidobakterien oder Lactobazillen

Präbiotikum	Lebensmittel	Wirkungen	Einsatzgebiete
Fructo-Oligo-Saccharide (FOS)	• Topinambur • Spargel • Zwiebeln, Lauch, Knoblauch • Chicorée, Endivie, Radicchio • Artischocken • Kohl, Brokkoli • helle Pfirsiche • Wassermelone	• Darmmukosaschutz: FOS fördern das Wachstum von Faecalibacterium prausnitzii und/oder Akkermansia muciniphila.	• leichte Schleimhautentzündungen • Defizite von Akkermansia muciniphila oder Faecalibacterium prausnitzii
Polyfructane, z. B. Inulin	• Topinambur • Spargel, Schwarzwurzeln • Artischocken • Zwiebeln, Lauch, Knoblauch • Chicorée • Löwenzahnwurzeln	• Polyfructane fördern das Wachstum von Bifidobakterien und Lactobazillen und hemmen Toxinbildnern wie Clostridium histolyticum.	• Schleimhautentzündungen • Defizite von Bifidobakterien oder Lactobazillen
resistente Stärke	• gekochte, abgekühlte Kartoffeln • Getreideflocken • gedämpftes, vorgegartes Getreide • Brotkrume, altbackenes Brot	• fördert das Wachstum von Butyratbildnern	• zu geringer Firmicutenanteil • dominante Fäulnisflora
modifizierte Stärke	• Brotkruste • Extruderprodukte • Getreide-Flakes	• fördert das Wachstum von Bifidobakterien	• zu geringer Firmicutenanteil • dominante Fäulnisflora • Defizit an Bifidobakterien

Quelle: biovis Diagnostics Fachinformation 12/2018 Präbiotika

Wie ballaststoffreich sind verschiedene pflanzlichen Lebensmittel?

Lebensmittel	Portionsgröße	Ballaststoffe pro Portion	Ballaststoffe pro 100 g
Gemüse und Hülsenfrüchte			
Aubergine	150 g	2,2 g	1,5 g
Blumenkohl	150 g	4,4 g	2,9 g
Bohnen, grün	150 g	3 g	2 g
Brokkoli	150 g	4,5 g	3 g
Erbsen	150 g	7,9 g	5,3 g
Erdnuss	25 g	2,9 g	11,7 g
Fenchel	150 g	3 g	2 g
Grünkohl	150 g	5,3 g	3,5 g
Karotten	150 g	4,6 g	3,1 g
Kichererbsen	60 g	5,9 g	9,9 g
Knollensellerie	150 g	5,9 g	3,9 g
Kürbis	150 g	3,4 g	2,3 g
Linsen	150 g	2,6 g	2 g
Mais	150 g	4,1 g	2,8 g
Mangold	150 g	4,6 g	3,1 g
Paprika	150 g	3,2 g	2,1 g
Pastinaken	150 g	3 g	2 g
Porree	150 g	3,5 g	2,3 g
Rhabarber	150 g	4,8 g	3,2 g
Rosenkohl	150 g	5,9 g	4 g
Rotkohl	150 g	3,6 g	2,4 g
Schwarzwurzeln	150 g	27,6 g	18,4 g

Lebensmittel	Portionsgröße	Ballaststoffe pro Portion	Ballaststoffe pro 100 g
Spinat	150 g	3,2 g	2,1 g
Topinambur	200 g	23,6 g	11,8 g
Wirsing	150 g	4 g	2,7 g
Obst			
Aprikosen, getrocknet	25 g	4,4 g	17,7 g
Avocado, frisch	125 g	5 g	4 g
Birne	125 g	3,5 g	2,8 g
Brombeeren	125 g	4 g	3,2 g
Datteln, getrocknet	25 g	2,2 g	8,7 g
Erdbeeren	125 g	2,5 g	2 g

Quelle: biovis Diagnostics Fachinformation 12/2018 Präbiotika

Die Rolle der kurzkettigen Fettsäuren (SCFAs)

Kurzkettige Fettsäuren haben sowohl lokale als auch systemische Wirkungen im Körper. Sie sind wichtig für unseren gesamten Stoffwechsel. 95 % der kurzkettigen Fettsäuren werden vom Darmepithel aufgenommen und verwertet, sie dienen unter anderem den Darmepithelzellen als Energiequelle, regen sie zur Schleimbildung an und sorgen für dichte Zell-Zell-Verbindungen, wodurch die Barrierefunktion des Darms gestärkt wird. Ein kleiner Teil wird über die Pfortader in die Leber transportiert und dient ihr als Energiequelle, die Hälfte der SCFA gelangen dann über die Lebervenen in den übrigen Kreislauf und können so systemische Wirkungen entfalten. Jetzt sollen einige wichtige Funktionen der kurzkettigen Fettsäuren (SCFAs) ausführlicher dargestellt werden.

Gehirn: Kurzkettige Fettsäuren spielen eine Schlüsselrolle im Nervensystem, im Immunsystem und im Hormonsystem. Sie dienen als Botenstoff zwischen Darmflora und Mikroglia, den Abwehrzellen des zellulären Immunsystems im Gehirn. Über das Blut können die SCFAs über die Blut-Hirn-Schranke in das Gehirn gelangen, um dort die Homöostase – das Gleichgewicht – des zentralen

Nervensystems zu beeinflussen. SCFAs sorgen also für eine intakte Blut-Hirn-Schranke, die für die kontrollierte Aufnahme von Molekülen und Nährstoffen ins Gehirn verantwortlich ist. Zudem verhindern SCFAs im Zentralnervensystem auch entzündliche Prozesse (Neuroinflammation), indem sie die Stützzellen im Gehirn (Gliazellen) beeinflussen und die Konzentrationen neurotropher Faktoren erhöhen, die das Nervengewebe »ernähren«.

Mikroglia sind die sogenannten Fresszellen des Gehirns, auch Gehirn-Makrophagen genannt. Sie beseitigen eingedrungene Keime und abgestorbene Nervenzellen und sind an der lebenslangen Formbarkeit des Gehirns beteiligt. Fehlgesteuerte Mikroglia-Zellen spielen bei mehreren Hirnerkrankungen eine Rolle wie zum Beispiel Multiple Sklerose, Morbus Parkinson oder Alzheimer-Demenz.

Neurotransmitter: Mikroorganismen können Prozesse im Gehirn über den Vagusnerv und den Tryptophan-Stoffwechsel mit der Bildung von Nervenbotenstoffen (Neurotransmittern) wie Serotonin, GABA (Gamma-Amino-Buttersäure), Dopamin und Noradrenalin beeinflussen. Neurotransmitter sind Botenstoffe des Nervensystems, die an ihre Rezeptoren (= Empfänger) andocken und so die Reizweiterleitung von Nervenzelle zu Nervenzelle ermöglichen.

Serotonin: Damit das Gehirn Serotonin, das auch oft als Glückshormon bezeichnet wird, bilden kann, muss ausreichend Tryptophan aufgenommen werden, eine Aminosäure, die der Körper nicht selbst bilden kann. Das meiste Serotonin wird im Dünndarm von den enterochromaffinen Zellen gebildet. Das sind neuroendokrine Zellen der Darmschleimhaut, die neben Serotonin auch andere Hormone bilden und die Darmbeweglichkeit (Darmmotilität) beeinflussen. Sie funktionieren wie Sensoren für bestimmte Aromastoffe, damit der Darm »weiß«, was er gerade verdauen soll.

Serotonin kann nicht die Blut-Hirn-Schranke überwinden, übt aber über Neuropods, sensorische Epithelzellen in der Darmschleimhaut mit Anschluss an das Darm-Nervensystem und autonome Nervensystem, einen positiven Einfluss auf unser Gehirn aus. Das im Gehirn hergestellte Serotonin stimuliert Bereiche der Großhirnrinde, die beim emotionalen Empfinden eine große Rolle spielen; Serotonin reduziert darüber Impulsivität, Aggression, Angst und Hunger. Zudem ist Serotonin die Vorstufe unseres Schlafhormons Melatonin und sorgt so auch für erholsamen Schlaf.

GABA: Der Nervenbotenstoff Gamma-Amino-Buttersaure (GABA) wird in erster Linie im zentralen Nervensystem produziert und ist der wichtigste hemmende Neurotransmitter. GABA wirkt über den Vagusnerv beruhigend und entspannend. GABA wird aber auch in der Bauchspeicheldrüse produziert und reguliert den Insulinspiegel. Aber auch einige Darmbakterien, wie Lactobakterien und Bifidobakterien, sind in der Lage, GABA zu bilden.

Eine intakte Darmflora ist damit unerlässlich für einen guten Zuckerstoffwechsel. Jedoch funktioniert auch die gegenläufige Achse über Nerven oder Hormone vom Gehirn auf den Darm. Das wird durch Redewendungen wie »Wenn ich nur dran denke, wird mir schon schlecht« oder »Das muss ich erstmal verdauen« sehr deutlich. Umgekehrt kann eine Dysbiose, also unzureichende, falsche oder sehr einseitig ausgerichtete Besiedlung mit Bakterien unseres Magen-Darm-Traktes, zu Verhaltensauffälligkeiten, Depressionen und Übergewicht führen.

Die SCFAs binden aber auch an unterschiedlichen Rezeptoren der Darmepithelzellen und beeinflussen die Immunität der Darmschleimhaut sowie die Integrität und Funktion der Darmbarriere. Zudem induzieren sie über die Bindung an enteroendokrine Zellen auch die Sekretion von Darmhormonen wie Peptid YY, Glukagon-ähnlichem Peptid 1 (GLP-1), GABA und Serotonin und beeinflussen so unter anderem den Fett- und Zuckerstoffwechsel. Peptid YY hat zum

PCOS, das Darmmikrobiom und Depressionen

Psychosozialer Stress führt zu Mikrobiomveränderungen und Störungen der Darmflora haben psychische Folgen; auch das Mikrobiom der Mundhöhle ist signifikant mit psychischen Veränderungen wie Ängsten und Depressionen verbunden. Ältere Studien zeigten bereits, dass eine Fastfood-Ernährung nach bereits 1 Monat zu einer verminderten Artenvielfalt des Mikrobioms führt, was zur Gewichtszunahme, aber auch zu depressiven Verstimmungen führt. Im Gegensatz dazu vermindert eine mediterrane Kost Depressionen und Ängste, was noch einmal verdeutlicht, welche wichtige Behandlungsstrategie die Ernährungsform für Frauen mit PCOS, Übergewicht und Depressionen spielt. Eine Dysbiose, also eine unzureichende, falsche oder sehr einseitig ausgerichtete Besiedlung mit Bakterien unseres Magen-Darm-Traktes, führt daher unter anderem auch zu Verhaltensauffälligkeiten, Depressionen und Übergewicht. Zytokine (Entzündungsbotenstoffe) aus dem viszeralen Fettgewebe (Bauchfett) können die Blut-Hirn-Schranke überqueren und zu depressiven Verstimmungen führen; umgekehrt kann das vegetative sympathische Nervensystem (»Stress«) unser Darmgleichgewicht stören.

Beispiel starken Einfluss auf das Appetit -und Sättigungsgefühl und reduziert so die Nahrungsaufnahme. Ein Grund, warum Ballaststoffe, nicht nur die guten Darmbakterien ernähren, sondern auch uns satt machen, obwohl wir sie nicht resorbieren können. Vereinfacht kann man sagen, dass SCFAs über die gezeigten Darm-Gehirn-Signalwege direkt und indirekt Einfluss auf unsere Gefühle, unser Denken und die Entstehung von Gehirnerkrankungen nehmen können.

Propionat hilft beim Abnehmen

Die kurzkettige Fettsäure Propionat regt in den neuroendokrinen Zellen des Dünndarms (genauer des Ileums, also des letzten Dünndarmteils) und Dickdarms die Sekretion von Glukagon-ähnlichem Peptid GLP-1 und Peptid YY an. GLP-1 aktiviert die Insulinproduktion in der Bauchspeicheldrüse und hemmt dort gleichzeitig die Glukagon-Bildung (Glukagon ist der Insulin-Gegenspieler und erhöht den Blutzuckerspiegel). Somit wird durch Propionat der Blutzuckerspiegel gesenkt!

Es sind vor allem Prevotella-Darmbakterien, die komplexe Kohlenhydrate und Ballaststoffe abbauen und viel Propionat bilden (Enterotyp 2), daher haben insbesondere Menschen, deren Ernährung pflanzlich und auf reichlich Ballaststoffe ausgerichtet ist, diesen Typ. Aber auch Emmentaler-Käse und fermentierte Lebensmittel wie Sauerkraut und eingelegtes Gemüse sind reich an Propionat. Peptid YY hemmt die Geschwindigkeit der Magenentleerung, steigert das Sättigungsgefühl und reduziert den Appetit.

Wird Propionat in Form von Natriumpropionat oder Calciumpropionat der Nahrung zugesetzt, hat dies eine Produktion von PYY und GLP-1 zur Folge, deren Spiegel im Blut ansteigen. Dies führt zu einer Gewichtsabnahme und zur Verbesserung der Insulinresistenz. Auf diese Weise verabreichtes Propionat wirkt also so ähnlich wie die schon vorgestellten GLP-1-Agonisten (Seite 50). Aushilfsweise kann Propionat als Natriumpropionat in Kapselform zugeführt werden, wobei Dosen von 2 × 500 mg zu einer Mahlzeit empfohlen werden. Somit wirkt sich Propionat positiv auf Diabetes und Adipositas aus.

Butyrat ist wichtig für eine intakte Darmbarriere

Butyrat reguliert das Immunsystem und beeinflusst die Aktivität des Vagusnervs, je nachdem, auf welchen Rezeptor es trifft. Es findet sich natürlicherweise in Butter, Käse und Milchprodukten, eingelegten Lebensmitteln wie Sauerkraut oder Essiggurken, daneben in Gemüse, Obst, Hülsenfrüchten, Kartoffeln, Reis und Vollkorngetreide. 70 % der Energie der Darmepithelien wird von Butyrat bereitgestellt. Energie in Form von ATP

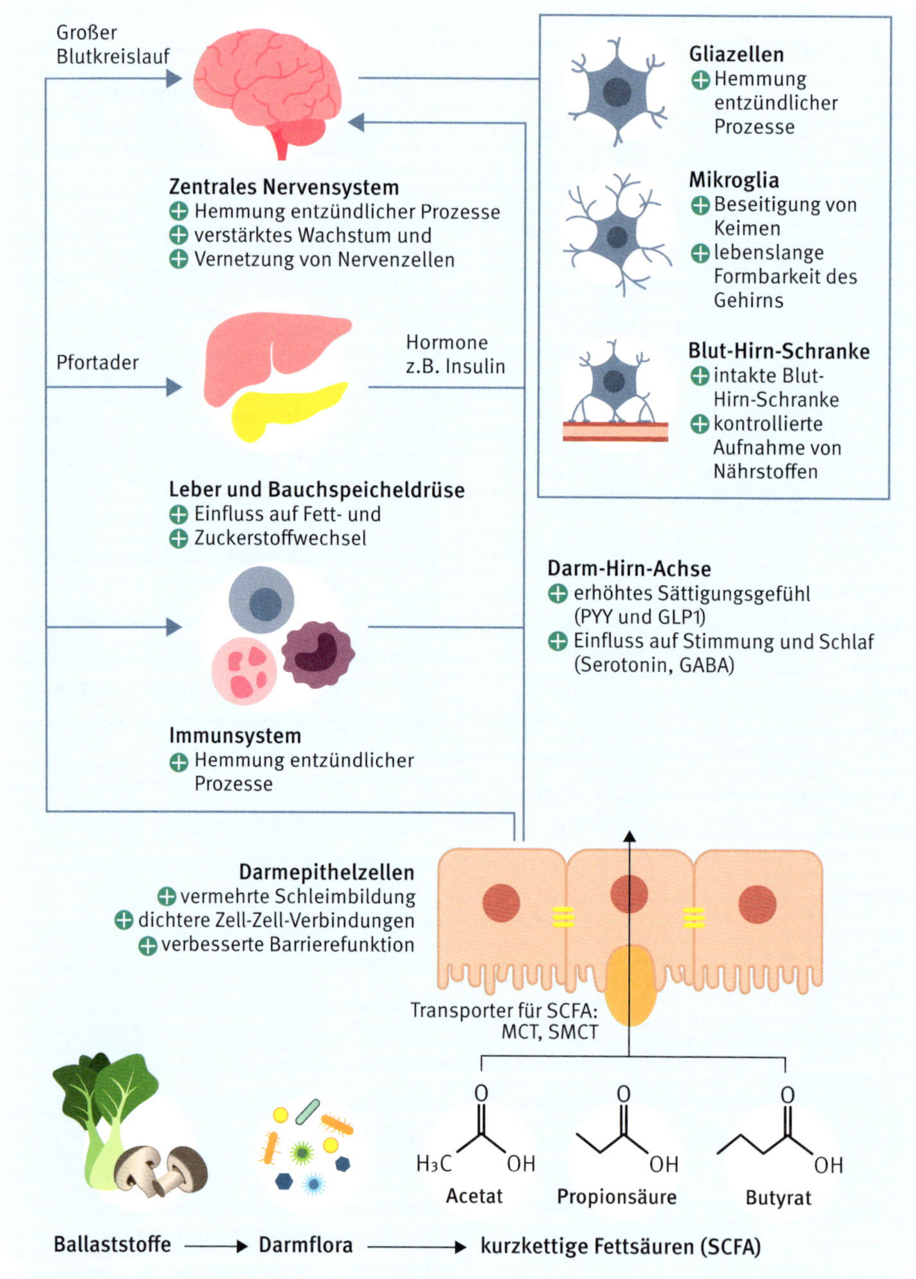
Großer Blutkreislauf
Zentrales Nervensystem
Hemmung entzündlicher Prozesse
verstärktes Wachstum und
Vernetzung von Nervenzellen
Gliazellen
Hemmung entzündlicher Prozesse
Mikroglia
Beseitigung von Keimen
lebenslange Formbarkeit des Gehirns
Blut-Hirn-Schranke
intakte Blut-Hirn-Schranke
kontrollierte Aufnahme von Nährstoffen
Pfortader
Hormone z.B. Insulin
Leber und Bauchspeicheldrüse
Einfluss auf Fett- und
Zuckerstoffwechsel
Darm-Hirn-Achse
erhöhtes Sättigungsgefühl (PYY und GLP1)
Einfluss auf Stimmung und Schlaf (Serotonin, GABA)
Immunsystem
Hemmung entzündlicher Prozesse
Darmepithelzellen
vermehrte Schleimbildung
dichtere Zell-Zell-Verbindungen
verbesserte Barrierefunktion
Transporter für SCFA: MCT, SMCT
O
H3C
OH
Acetat
O
OH
Propionsäure
O
OH
Butyrat
Ballaststoffe
Darmflora
kurzkettige Fettsäuren (SCFA)

Sekundäre Gallensäuren und GLP-1

Bei Frauen mit PCO-Syndrom finden sich häufig verminderte Konzentrationen an sekundären Gallensäuren. Diese sekundären Gallensäuren steuern zusammen mit den kurzkettigen Fettsäuren Propionat und Butyrat die Freisetzung von GLP-1. Dieses Hormon wird im Darm produziert und beeinflusst den Zuckerstoffwechsel:

- GLP-1 stimuliert die Freisetzung von Insulin aus der Bauchspeicheldrüse.
- GLP-1 verzögert die Magenentleerung und Magensaftsekretion.
- GLP-1 bindet an bestimmte Gehirnstrukturen und hemmt so den Appetit.
- GLP-1 verbessert die Insulinempfindlichkeit.

Über entsprechende Nahrungsmittel, die die Darmflora optimieren, und über die Abnehmspritzen (Seite 48), die wie GLP-1 wirken, können Sie langfristig eine Gewichtsreduktion erreichen. Übrigens lassen sich sekundäre Gallensäuren seit kurzem in einem erweiterten Mikrobiomprofil – dem Mikrobolom – untersuchen.

(Adenosin-Tri-Phosphat) ist für die Zellen des Darms nicht nur essenziell, um ihre Vitalität aufrechtzuerhalten, sondern auch um die aktiven Transport- und Resorptionsprozesse von Nahrungsbestandteilen, inklusive Vitaminen und Mineralstoffen, bewerkstelligen zu können.

Butyrat beeinflusst auch systemische Entzündungen, indem es sogenannte T-regulatorische Zellen aktiviert, die entzündliche Vorgänge reduzieren. Neben

« Kurzkettige Fettsäuren (SCFAs: Acetat, Propionat und Butyrat) gelangen über den Darm (über Transporter im Darmepithel, MCT und SMCT) mit dem Blutstrom z. B. in die Leber, in das Fettgewebe und bis ins Gehirn, wo sie diverse Effekte haben.

einer Stärkung der Tight Junctions (Verschlussmoleküle zwischen den Darmepithelzellen) fördert Butyrat auch den Aufbau der Darmschleimhaut. Über diese schützenden Effekte auf das Dickdarmepithel hinaus hemmen kurzkettige Fettsäuren den Übertritt bakterieller Bestandteile und anderer immunogener Verbindungen aus dem Darm in den Organismus und wirken damit lokalen und systemischen Entzündungsvorgängen entgegen. Damit wird auch die Ausbildung einer Insulinresistenz verhindert.

Hinter unserem Darm sitzen große Teile unseres Immunsystems, das über die kurzkettige Fettsäure Butyrat Verbindung zu unserer Darmflora hat. Ist genügend Butyrat vorhanden und die Darmbarriere intakt, wird über T-regulatorische Zellen die

Entzündung blockiert und auch die Zellen des unspezifischen Immunsystems (Makrophagen) und die histaminbildenden Zellen (Mastzellen) schütten keine proentzündlichen Botenstoffe aus. Damit wird auch die Ausbildung einer Insulinresistenz verhindert. Insofern ernährt Butyrat nicht nur das Darmepithel, sondern sorgt über die Aktivierung T-regulatorischer Zellen für die Hemmung proentzündlicher Immunaktivierungen mit folgender Insulinresistenz und erhöhten Insulinspiegeln.

Der Leaky Gut und seine Folgen

Eine nachteilige Veränderung des Darmmikrobioms, zum Beispiel durch Fehlernährung, aber auch Infektionen, toxische Metalle, Medikamente, scharf gewürzte Speisen, Alkohol, Stress und Emulgatoren in Nahrungsmitteln können zur Lockerung der Tight Junctions, der Verschlussstellen der Darmzellen, führen oder zu einer strukturellen Schädigung des Darmepithels selbst. Dies kann Störungen der Aufnahme von Nährstoffen, Vitaminen und Spurenelementen nach sich ziehen und die Sekretion der Diaminooxidase (DAO) beeinträchtigen, also des Enzyms, das im Darm für den Abbau von Histamin verantwortlich ist. Bakterien und Toxine gelangen über den Darm in den Blutkreislauf und fördern eine systemische Entzündung: Es kommt zum Einstrom von Lipopolysacchariden (LPS) der zerstörten Zellwand über die defekte Darmbarriere. Die Folgen sind eine Insulinresistenz mit chronisch erhöhten Insulinspiegeln und eine verminderte Synthese des Sexualhormon-bindenden Globulins (SHBF), was zu einem erhöhten Androgenspiegel führt, weil weniger männliche Hormone gebunden werden. Es wird auch das hinter dem Darm liegende Immunsystem aktiviert – die Immuntoleranz ist gestört, mit vielfältigen Folgen.

Was Sie tun können

Fassen wir die Erkenntnisse aus diesem Kapitel noch einmal zusammen. Kurzkettige Fettsäuren (SCFAs) haben antientzündliche Wirkung, einen Einfluss auf den Zucker- und Fettstoffwechsel, beeinflussen das Sättigungsgefühl sowie Gehirn und Nerven.

Antientzündliche Wirkung: SCFA hemmen proentzündliche Zytokine (TNF-alpha, Il-6), und induzieren antientzündliche Zytokine (z. B. Il-10, IL-1Ra), Botenstoffe, die bei einer Reaktion des Immunsystems gebildet werden.

Einfluss auf Zucker- und Fettstoffwechsel: Zirkulierende SCFAs steigern die Insulinausschüttung und fördern die zelluläre Aufnahme von Blutzucker (Glukose). Außerdem senken sie die Lipid- und Cholesterinkonzentrationen im Serum.

Sättigungsgefühl: Kurzkettige Fettsäuren können über die Neuropeptide (PYY,

GLP-1) ein Sättigungsgefühl induzieren. Sie können auch selbst die Blut-Hirn-Schranke überqueren und im Gehirn das Hungergefühl unterdrücken. Sie bilden somit eine regulatorische Verbindung zwischen Mikrobiom, Darm und Gehirn, der so genannten Mikrobiom-Darm-Hirn-Achse.

Gehirn und Nerven: SCFAs können sowohl den Neurotransmitter-Haushalt als auch die Ausbildung von Synapsen, also den Verbindungen zwischen Nervenzellen im Gehirn, und damit kognitive Funktionen beeinflussen. Eine wichtige Rolle spielt dabei die Interaktion mit dem Signalmolekül »Brain-derived-neurotropic-Factor« (BDNF). Der BDNF-Anstieg ist Teil der physiologischen Anpassung an Stress und spiegelt den schützenden Effekt auf das Nervensystem wider. Insbesondere Butyrat kann nach Verteilung im Blutkreislauf in einer bestimmten Hirnregion die BDNF-Expression steigern. Dieser Interaktion zwischen Darmmikrobiom, Butyrat, BDNF und Resilienz gegenüber Stress wird eine Rolle bei der Entstehung depressiver Symptomatiken zugeschrieben.

Der BDNF lässt sich im Blut untersuchen. Er spielt eine wichtige Rolle bei der Aus-

Leaky Gut bedeutet, dass die Darmbarriere geschädigt ist und zu viele Fremdstoffe in den Körper gelangen.

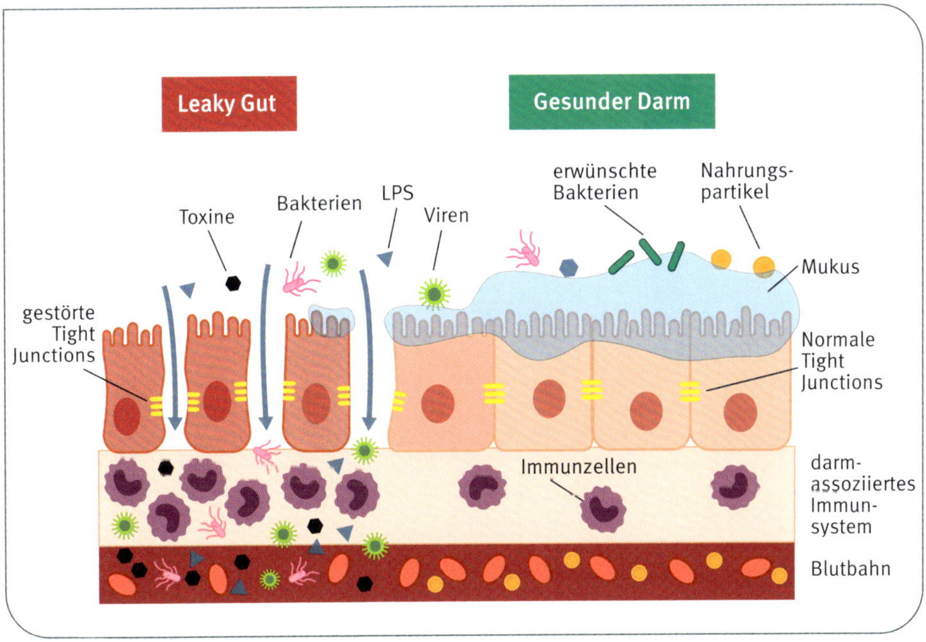

bildung funktioneller Synapsen und damit bei der Etablierung von Signalleitungen im Nervensystem. Diese Wirkung des BDNF auf zellulärer Ebene ist die Grundlage für seine Beteiligung an Lernen, Langzeitgedächtnis und abstraktem Denken.

Ein Mangel an kurzkettigen Fettsäuren schädigt auch Struktur und Funktion der Mikroglia. Ähnliche Störungen sind bei neurologischen Erkrankungen des Menschen zu beobachten, wie z. B. Morbus Alzheimer und andere Demenzerkrankungen sowie Autismus. Es wäre zu wünschen, dass die Ärztinnen und Ärzte, die Frauen mit einem PCOS behandeln, den Betroffenen die geschilderten Zusammenhänge vermitteln. Es ist wichtig zu verstehen, dass das individuelle Mikrobiom mit Übergewicht, zu viel männlichen Hormonen und depressiver Verstimmung zusammenhängt.

Was Sie testen lassen sollten

Folgende Untersuchungen sind bei einem PCOS sinnvoll:

- eine individuelle Mikrobiomanalyse
- die Bestimmung der Parameter, die einen zu durchlässigen Darm (Leaky Gut) anzeigen: im Blut I-FABP und/oder Zonulin im Blut oder im Stuhl
- Blutanalyse der kurzkettigen Fettsäuren Acetat (= Essigsäure), Propionat (= Propionsäure) und Butyrat (= Buttersäure)
- Und wenn Sie unter depressiven Verstimmungen leiden, sollten Sie zusätzlich den BDNF-Wert im Blut bestimmen lassen.

Liegt das Ergebnis eines Mikrobiombefunds aus dem Stuhl vor, kann man noch differenzierter behandeln: In der Regel werden bestimmte Probiotika, also spezielle lebende und nützliche Mikroorganismen, empfohlen, um zunächst Defizite auszugleichen. Diese Mikroorganismen müssen dann mit Präbiotika gefüttert werden, damit wieder kurzkettige Fettsäuren gebildet werden können.

Typischer Befund einer Frau mit PCOS und depressiven Verstimmungen: Sowohl der BDNF als auch alle 3 SCFAs sind zu niedrig.

Untersuchung	Ergebnis	Einheit	Referenzbereich
BDNF I. Serum (PIA)	16,5	ng/ml	18,3 – 31,4
Acetat	84,6	µmol/l	› 97,0
Propionat	10,3	µmol/l	› 12,2
Butyrat	5,1	µmol/l	› 6,7

Warum Sie Ihre Ernährung umstellen sollten

Eine verminderte Vielfalt der Bakterien in unserem Darm (alpha-Diversität) ist verbunden mit erhöhten Markern der stillen Entzündung (Silent Inflammation) und nachfolgend erhöhten Testosteronspiegeln beim PCOS. Der Mechanismus der reduzierten Bildung von kurzkettigen Fettsäuren wie zum Beispiel der Buttersäure (Butyrat) führt zu einer Störung der Darmbarriere, zum Eindringen von entzündlichen Substanzen (Lipopolysacchariden) und in der Folge zu Insulinresistenz und erhöhten Spiegeln männlicher Hormone. Es muss also darum gehen, durch die passende Ernährung die gesunde Darmflora zu fördern!

Was Sie ändern und einnehmen können

Anhand der Testergebnisse sollte Ihre Ärztin bzw. Ihr Arzt für funktionelle Medizin folgende Maßnahmen mit Ihnen besprechen:

- Welche Ernährungsmaßnahmen Sie ergreifen können, um abzunehmen.
- Welche diätetischen Maßnahmen dabei helfen, die Darmbewohner zu fördern, die die fehlenden oder unzureichenden vorhandenen kurzkettigen Fettsäuren (SCFAs) produzieren.
- Aushilfsweise können Sie zunächst Propionat (Propionsäure) und Butyrat (Buttersäure) als Nahrungsergänzung einnehmen.
- Wie Schleimhautdefekte (Leaky Gut) rückgängig zu machen sind (Glutamin, Phosphatidylcholin).
- Wie Sie langfristig über eine Ernährungsumstellung in Richtung einer vegetarischen Ernährung zu einem verbesserten Stoffwechsel kommen. Denn dieser ist die entscheidende Grundlage für Ihr Krankheitsbild mit zu viel männlichen Hormonen, Übergewicht und depressiver Stimmungslage.

Durch einen gezielten Einsatz einer pflanzenbasierten und damit ballaststoffreichen Ernährung, die Prä- und Probiotika enthält, können Sie Ihr Darmmikrobiom ändern und damit Ihren Leaky Gut, also einen zu durchlässigen Darm, behandeln. Das sich wirkt sich dann sogar positiv auf eine eventuell vorhandene depressive Stimmungslage aus.

Vollkorn-Nudeln mit Salbei-Nuss-Butter

Für 2 Portionen
25 Min.

200 g Vollkorn-Bandnudeln (oder andere Vollkorn-Nudeln oder -Spaghetti) • Salz • ½ Zwiebel • 2–3 Salbeistängel • 40 g Walnusskerne • 40 g Butter • 200 g Kirschtomaten • frisch gemahlener schwarzer Pfeffer • 25 g gehobelter Parmesan

- Vollkorn-Bandnudeln in reichlich Salzwasser nach Packungsanweisung garen.

- In der Zwischenzeit Zwiebel schälen und fein würfeln. Salbeiblättchen abzupfen, größere Blätter etwas zerkleinern. Nüsse grob hacken und in einer Pfanne ohne Fett unter gelegentlichem Rühren rösten, bis sie zu duften beginnen. Butter bei schwacher Hitze in Stückchen einrühren und schmelzen lassen.

- Zwiebeln und Salbei unter die Nüsse rühren und kurz mitdünsten. Dann Tomaten zugeben und 3 Minuten mitdünsten, bis sie leicht aufgeplatzt sind. Mit Salz und Pfeffer abschmecken.

- Nudeln abgießen und wieder in den Topf geben. Nussbutter sofort darübergeben und alles gut mischen. Mit Parmesanspänen bestreuen.

Spinat-Kartoffel-Curry

Für 2 Portionen
30 Min.

150 g TK-Spinat • 100 g TK-Erbsen • ½ Zwiebel • 1 Knoblauchzehe • 3 große Kartoffeln • 1 EL Öl zum Dünsten • Salz • 1 TL Curry • 1 TL gemahlene Kurkuma • 1 Prise frisch gemahlener schwarzer Pfeffer • 1 TL Garam Masala (indische Gewürzmischung) • ½ EL Tomatenmark • 200 ml Kokosmilch

- Spinat auftauen und Erbsen in kochendem Wasser blanchieren. Zwiebel und Knoblauch schälen und fein würfeln. Kartoffeln schälen und in mundgerechte Stücke schneiden.

- Öl in einem Topf erhitzen, Zwiebeln und Knoblauch darin glasig dünsten. Salz, Gewürze, Tomatenmark und Kartoffeln hinzufügen und kurz anschwitzen.

- Mit Kokosmilch ablöschen und 15 bis 20 Minuten bei schwacher Hitze köcheln lassen. Wenn die Kartoffeln fast gar sind, aufgetauten Spinat und Erbsen hinzufügen und mitkochen. Mit Curry nochmals abschmecken.

Das passt dazu: Basmatireis oder Naan-Brot.

» Spinat-Kartoffel-Curry

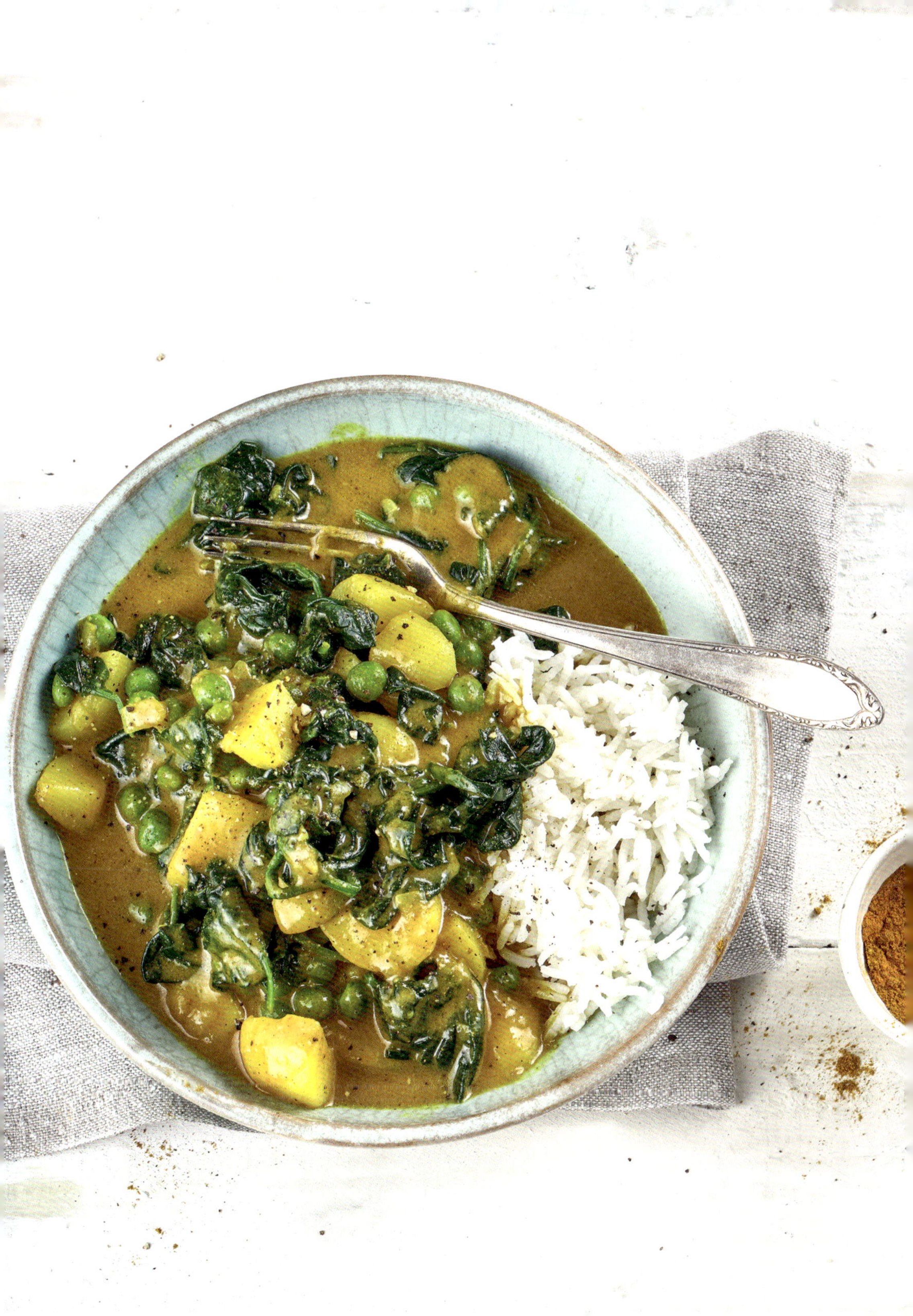

Ofengemüse mit Brombeer-Chili-Creme

Für 2 Portionen

30 Min. + 30 Min. Backzeit

- 300 g Kartoffeln
- 450 g Gemüse (z. B. Möhren, Fenchel, Paprika, Stangensellerie, Grünkohl, Tomaten)
- Rapsöl
- Salz
- frisch gemahlener Pfeffer
- 25 g Pistazien
- etwas Walnussöl

Für die Creme

- 50 g Brombeeren (frisch oder TK)
- ½ rote Chilischote
- 125 g Sojacreme
- etwas flüssiger Honig
- einige Tropfen frisch gepresster Zitronensaft
- Salz
- frisch gemahlener schwarzer Pfeffer

● Backofen auf 200 °C (180 °C Umluft) vorheizen.

● Kartoffeln schälen (Frühkartoffeln nur waschen) und in Würfel schneiden. Gemüse nach Bedarf schälen und klein schneiden.

● Kartoffeln und Gemüse auf einem mit Backpapier belegten Blech verteilen. Mit Rapsöl beträufeln, vermischen, salzen und pfeffern. Pistazien hacken und darüberstreuen. Im vorgeheizten Ofen 30–35 Minuten backen.

● Für die Creme Brombeeren mit der Gabel zerdrücken (TK-Brombeeren vorher auftauen). Chilischote halbieren, Samen entfernen und Schote fein hacken. Brombeeren und Chili mit allen anderen Zutaten mischen und abschmecken.

● Gemüse mit etwas Walnussöl beträufeln. Brombeer-Chili-Creme dazu servieren.

Das passt dazu: gedünsteter Fisch.

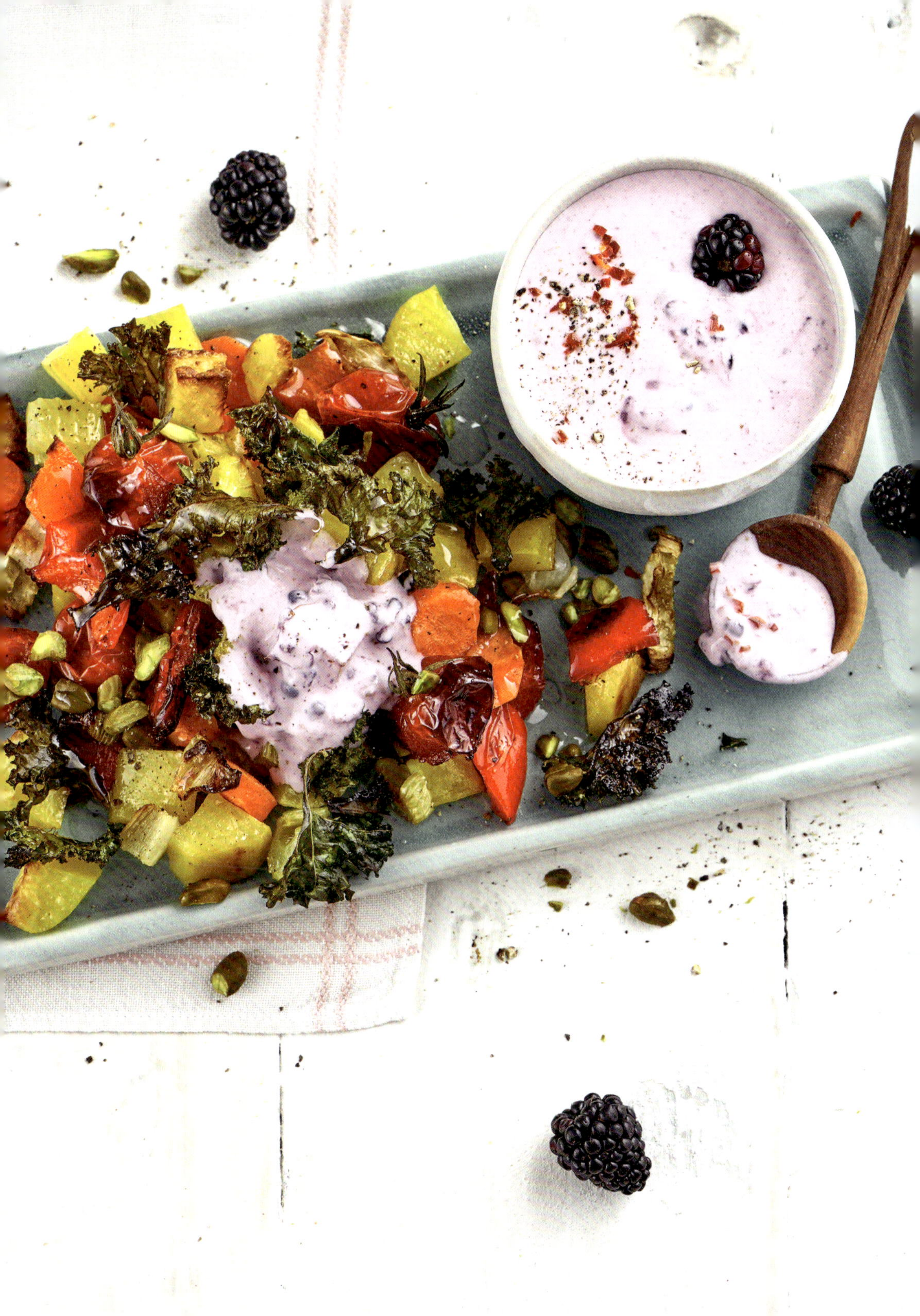

Marinierter Lachs auf Löwenzahn-Kartoffel-Salat

Für 2 Portionen

35 Min. + 1 Std. Marinierzeit + Abkühlzeit über Nacht

Für den Lachs
- 125 g Lachsfilet
- ½ Zwiebel
- 1 Lorbeerblatt
- 2–3 Gewürznelken
- schwarze Pfefferkörner
- 1 EL Apfelessig
- 2 EL Olivenöl
- Salz

Für den Salat
- 100 g kleine Kartoffeln
- 1 Ei
- 1 Tomate
- 125 g junge Löwenzahnblätter
- 1 TL Butter
- 1 Knoblauchzehe
- ½ EL Balsamessig
- 2 EL Kürbiskern- oder Walnussöl
- ½ TL grober Senf
- ¼ TL flüssiger Honig

- Kartoffeln für den Salat am besten am Vortag mit Schale kochen und abkühlen lassen.

- Am nächsten Tag Lachsfilet waschen und in mundgerechte Stücke schneiden. Zwiebel schälen und fein hacken. Lachs mit Zwiebel, Lorbeerblatt und Nelken in eine Schüssel geben. Mit Essig, Olivenöl und Salz vermischen und zugedeckt 1 Std. im Kühlschrank marinieren.

- In der Zwischenzeit Salat zubereiten: Kartoffeln pellen und in Würfel schneiden. Ei in 8 Minuten hart kochen, mit kaltem Wasser abschrecken, pellen, abkühlen lassen und vierteln.

- Tomate halbieren, Kerne entfernen und für das Dressing aufbewahren. Tomate in schmale Streifen schneiden. Bei den Löwenzahnblättern dicke Strünke entfernen und in kleine Stücke zupfen. Tomate, Löwenzahn und Ei vermischen.

- Essig, Öl, Senf, Salz, Honig und Tomatenkerne zu einem Dressing verrühren und über den Salat träufeln.

- Kartoffelwürfel in Butter anbraten und Knoblauch kurz mitbraten. Herausnehmen, Lachs trocken tupfen, salzen und in derselben Pfanne ohne weitere Fettzugabe bei starker Hitze unter Rühren kurz braten.

- Lachs und Kartoffeln über den Löwenzahnsalat geben.

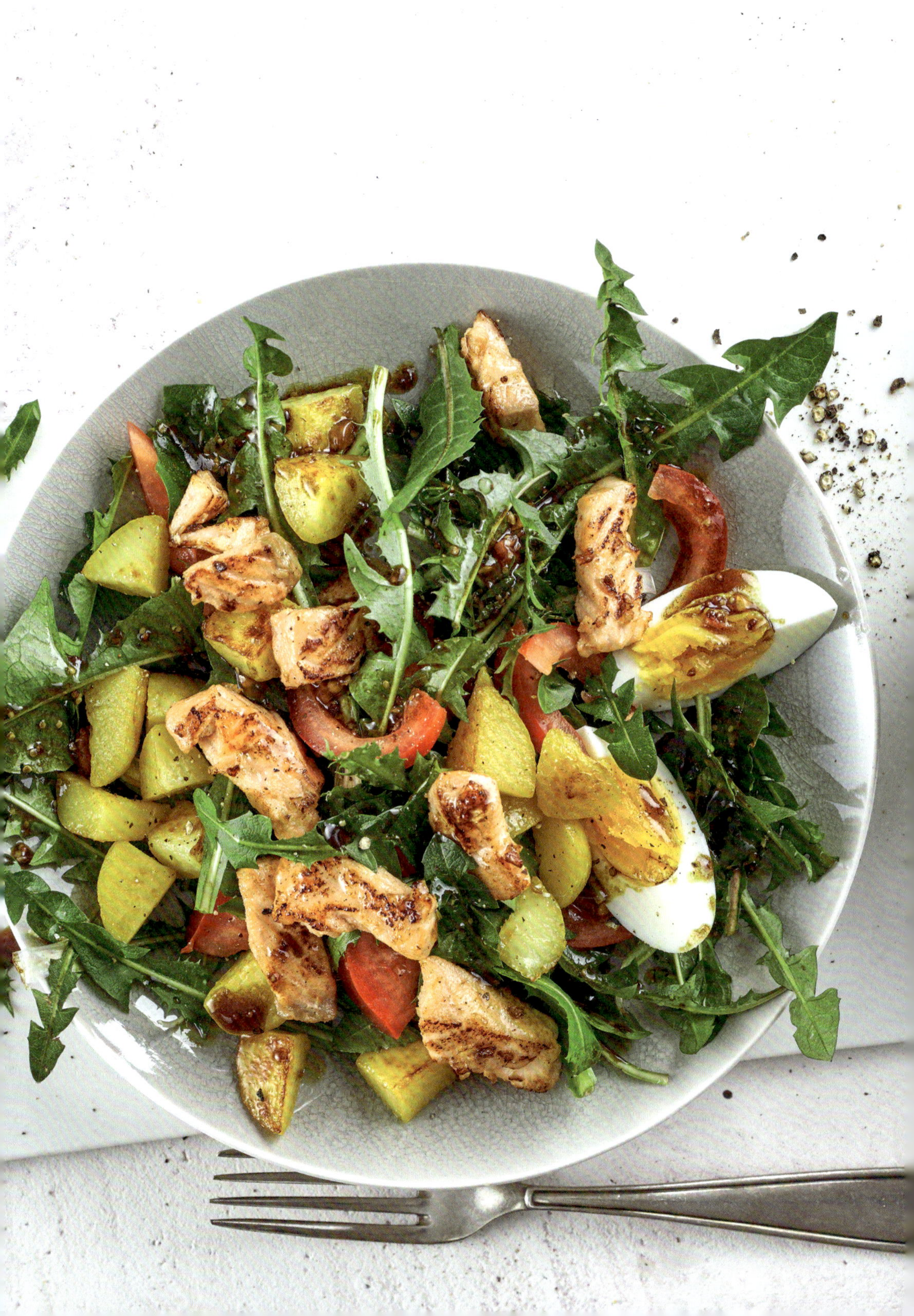

Chili sin Carne

Für 4 Portionen
35 Minuten

je 1 kleine rote und grüne Paprikaschote • 1 kleine Chilischote • 1 Zwiebel • 1 Knoblauchzehe • 125 g Kidneybohnen • 150 g Mais • 1 EL Olivenöl • 125 g rote Linsen • 2 EL Tomatenmark • 400 g stückige Tomaten • 500 ml Gemüsebrühe • Salz • frisch gemahlener schwarzer Pfeffer • Kreuzkümmel • Joghurt oder Schmand

- Paprika und Chili halbieren, Samen und Scheidewände entfernen, die Schoten waschen und klein schneiden. Zwiebel und Knoblauch schälen und fein hacken.

- Kidneybohnen und Mais in einem Sieb unter fließendem Wasser waschen und gut abtropfen lassen.

- Öl in einem Topf erhitzen. Zwiebel und Chili darin anschwitzen. Dann Paprika, Linsen, Tomatenmark und Knoblauch zugeben und kurz mitdünsten.

- Mit Tomaten und Brühe ablöschen und 15–20 Minuten köcheln lassen. Kidneybohnen und Mais hinzugeben und mit Salz, Pfeffer und Kreuzkümmel abschmecken.

- Mit einem großzügigen Klacks Joghurt oder Schmand servieren.

Paprika-Bohnen-Tortilla

Für 2 Portionen
40 Minuten

240 g weiße Bohnen • 1 Zwiebel • 1 Knoblauchzehe • 1 rote Spitzpaprikaschote • 6 Petersilienstängel • 3 EL Olivenöl • 4 Eier • 100 ml Milch • 100 g Feta

- Backofen auf 200 °C vorheizen. Bohnen in einem Sieb waschen und abtropfen lassen. Zwiebel und Knoblauch schälen und fein würfeln. Paprika waschen, vierteln, Samen und Scheidewände entfernen, die Viertel längs halbieren und quer in 1 cm große Stücke schneiden.

- Petersilie waschen, trocken schütteln, Blättchen abzupfen und hacken.

- 2 EL Olivenöl in einer ofenfesten Pfanne (ca. 20 cm Durchmesser) erhitzen. Zwiebeln, Knoblauch und Paprika darin 3 Minuten unter Rühren dünsten. Bohnen zugeben und 2 Minuten mitdünsten. Petersilie unterrühren und die Pfanne vom Herd nehmen.

- Eier und Milch in einer Schüssel verquirlen, salzen und pfeffern. Den Feta grob zerbröseln und mit Eiern vermischen.

- Die Eiermischung zur Gemüsepfanne hinzugeben und im vorgeheizten Ofen 12–15 Minuten backen.

» Paprika-Bohnen-Tortilla

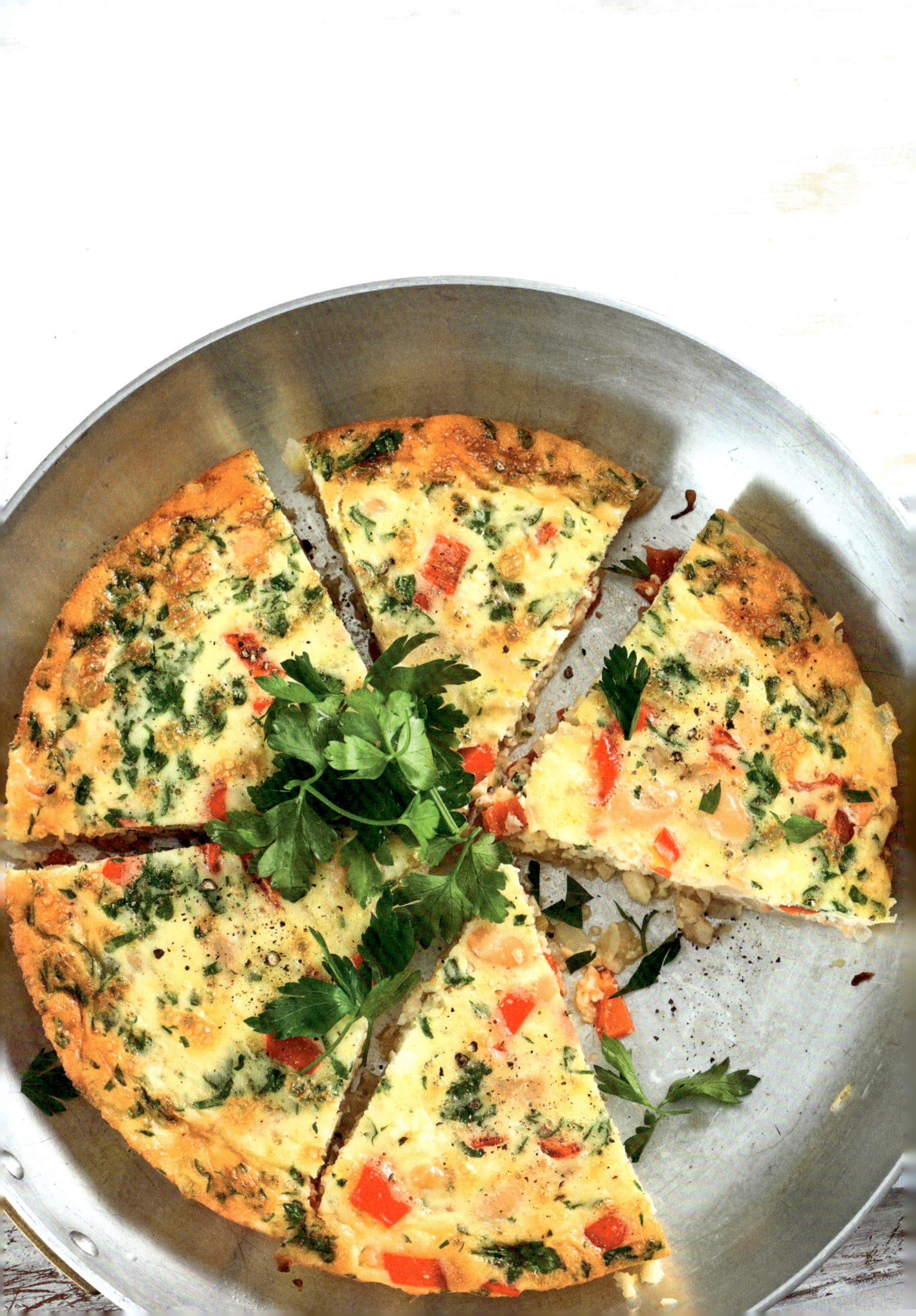

Rote-Bete-Rösti mit Matjes und Meerrettichdip

Für 2 Portionen

⏲ 35 Minuten

Für die Rösti

- 100 g Kartoffeln
- 350 g Rote Bete
- 1 kleine Zwiebel
- gemahlener Kreuzkümmel
- frisch gemahlener schwarzer Pfeffer
- 75 g Weizen- oder Dinkelmehl
- 1 Ei
- 2 EL Öl

Für den Dip

- 10–15 g frischer Meerrettich
- einige Dillstängel
- 1 EL frisch gepresster Zitronensaft
- 100 g Schmand
- frisch gemahlener schwarzer Pfeffer

Außerdem

- 100 g Matjesfilets

● Kartoffeln, Rote Bete und Zwiebel schälen und grob reiben. Mit ½ TL Salz mischen und ca. 5 Minuten ziehen lassen, dann ausdrücken.

● Backofen auf 50 °C vorheizen. Gemüse mit 1 kräftigen Prise Kreuzkümmel, Pfeffer und Salz würzen. Mehl und Ei untermischen.

● Öl in einer großen Pfanne erhitzen. Für jede Rösti 1 gut gehäuften EL Kartoffel-Rote-Bete-Masse in die Pfanne geben und flach drücken. Bei mittlerer Hitze 2–3 Minuten von jeder Seite knusprig braten. Im Backofen warm halten.

● Meerrettich schälen, fein reiben und mit Zitronensaft beträufeln. Dill fein hacken. Beides mit dem Schmand verrühren, salzen, pfeffern und mit den Matjes zu den Rösti servieren.

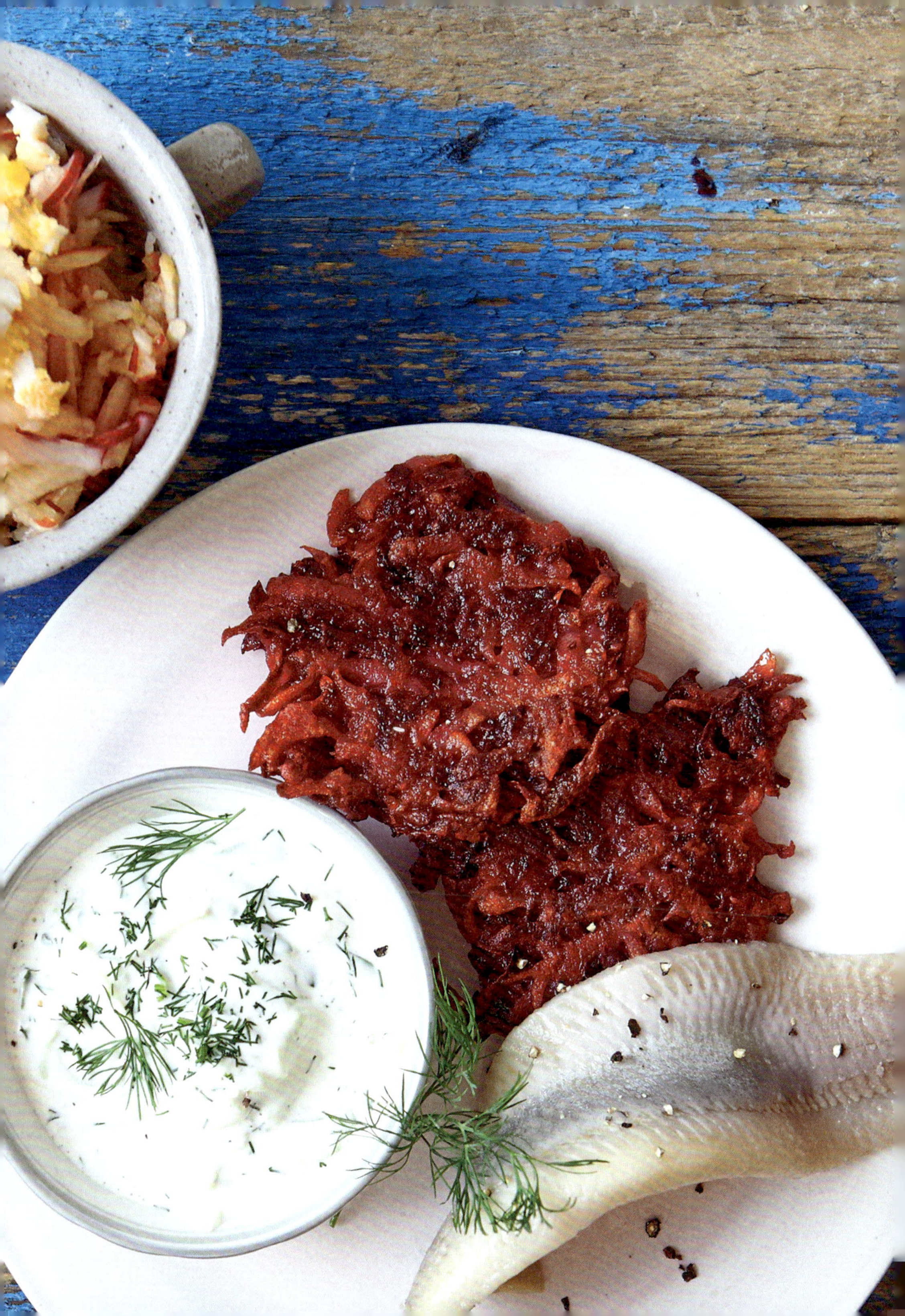

Brokkolisuppe mit Lachs

Für 2 Portionen
30 Min.

- 250 g Brokkoli
- 150 g Kartoffeln
- 1 Schalotte
- 1 kleine Knoblauchzehe
- ½ EL Olivenöl
- 350 ml Gemüsebrühe
- 150 g Lachs
- 50 g saure Sahne
- ½–1 TL Sahnemeerrettich
- frisch gemahlener schwarzer Pfeffer
- Salz
- etwas frisch gepresster Zitronensaft

Brokkoli waschen, putzen, in kleine Röschen teilen. Kartoffeln waschen, schälen, in 1 cm große Würfel schneiden. Schalotte und Knoblauch schälen, Schalotten würfeln, Knoblauch fein hacken.

Olivenöl in einem Topf erhitzen, Schalotte und Knoblauch darin 2–3 Minuten glasig dünsten. Kartoffeln hinzufügen, kurz anbraten und mit Brühe ablöschen.

Lachs in einen Topf mit Dämpfeinsatz geben und etwas Wasser einfüllen. Lachs bei mittlerer Hitze ca. 10 Minuten dämpfen, bis er ganz durchgegart ist.

Kartoffeln ca. 10 Minuten bei mittlerer Hitze köcheln lassen. Brokkoli zugeben und alles im geschlossenen Topf bei schwacher Hitze weitere 4–5 Minuten köcheln lassen, bis der Brokkoli und die Kartoffeln weich sind.

Saure Sahne und Sahnemeerrettich in die Suppe rühren und die Suppe mit dem Pürierstab pürieren. Mit Pfeffer, Salz und Zitronensaft abschmecken. Den Lachs salzen, pfeffern und dazu servieren.

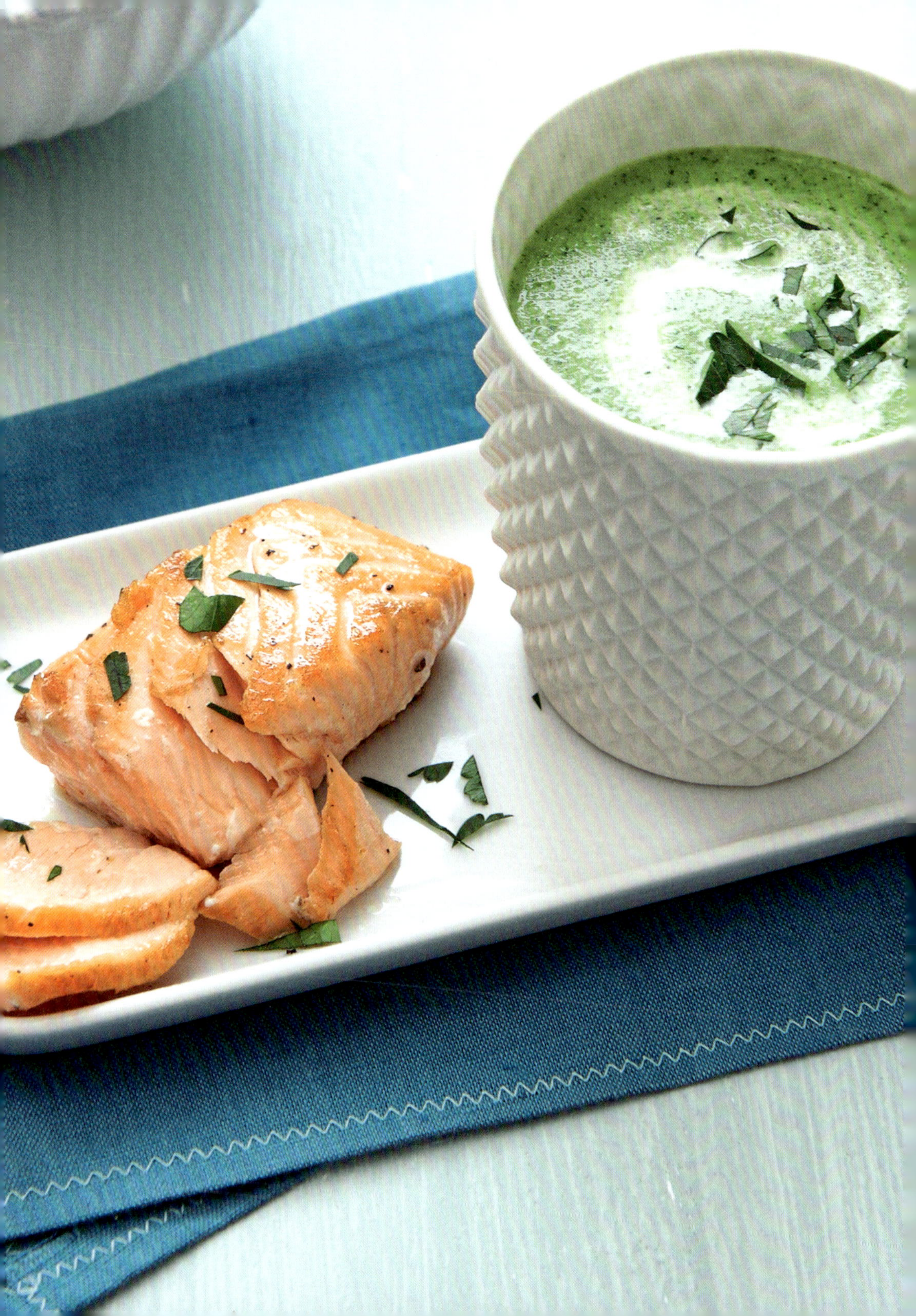

Kürbis-Apfel-Suppe

Für 2 Portionen
40 Min.

- 500 g Hokkaido- oder Moschuskürbis
- 1 säuerlicher Apfel (z. B. Boskop)
- 1–2 EL frisch gepresster Zitronensaft
- ½ Lauchstange
- 1 kleine Zwiebel
- 1 EL Butter
- 1 EL brauner Zucker
- 400 ml Gemüsebrühe
- Salz
- frisch gemahlener schwarzer Pfeffer
- 1 Msp. Curry
- ½ TL gemahlener Koriander
- 40 g Sojacreme

- Kerne und Fasern mithilfe eines Löffels aus dem Kürbis kratzen, Kürbis evtl. schälen und Fruchtfleisch in 1–2 cm große Würfel schneiden.

- Apfel vierteln und Kerngehäuse entfernen. Fruchtfleisch ebenfalls in 1–2 cm große Würfel schneiden und mit ½ EL Zitronensaft mischen.

- Lauch in dünne Ringe schneiden. Zwiebel schälen und ebenfalls in dünne Ringe schneiden.

- Butter in einem Topf zerlassen. Zwiebel und Lauch darin bei mittlerer Hitze langsam dünsten. Zucker darüberstreuen und leicht karamellisieren lassen – dabei immer wieder umrühren, damit nichts anbrennt.

- Kürbis und Äpfel dazugeben und 2 Minuten mitdünsten. Dann Brühe dazugießen, mit Salz, Pfeffer, Curry und Koriander würzen. Zugedeckt 20–25 Minuten kochen.

- Anschließend Sojacreme zugeben. Suppe mit dem Pürierstab glatt mixen und mit dem übrigen Zitronensaft, Salz und Pfeffer abschmecken.

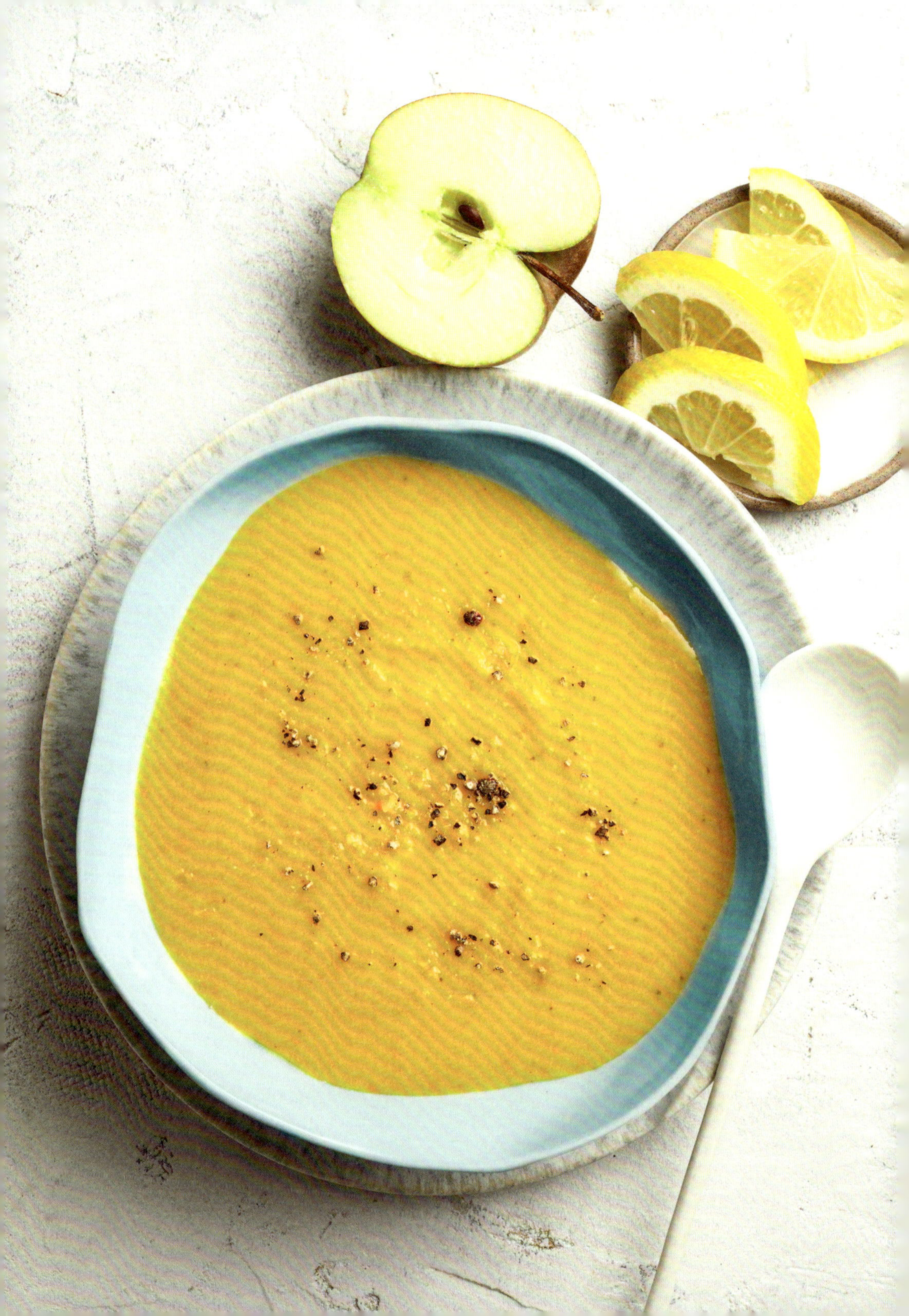

Hoch verarbeitete Nahrungsmittel meiden

Die Supermarktregale sind voll von hoch verarbeiteten Nahrungsmitteln: Sie schmecken gut, sind verzehrfertig oder schnell zuzubereiten, lange haltbar und vergleichsweise günstig.

Dennoch lege ich Ihnen ans Herz, zukünftig vollständig oder zumindest weitgehend auf hoch verarbeitete Nahrungsmittel (Ultra Processed Food = UPFs) zu verzichten. Denn sie stecken voller Emulgatoren und Lebensmittelzusatzstoffen, die alles andere als gesund für uns sind. Leaky Gut, metabolisches Syndrom, Insulinresistenz und Übergewicht sind nur einige Schlagwörter, die Sie aus den vorhergehenden Kapiteln bereits kennen und die mit UPFs in Verbindung gebracht werden.

Unsere moderne Gesellschaft hat sich in den letzten Jahrzehnten stark verändert: Wo es früher normal war, dass das Zubereiten und auch das gemeinsame Essen der Mahlzeiten aus frischen, unverarbeiteten Zutaten Zeit benötigt, besteht die Ernährung vieler Menschen in der westlichen Welt heute überwiegend aus UPFs. Selbst das Mittagessen ist oft nur ein Fertiggericht, das in der Mikrowelle erhitzt oder mit heißem Wasser aufgegossen wird. Neben reichlich Zucker, in verschiedensten Formen, und minderwertigen Fetten enthaltenen UPFs auch jede Menge Lebensmittelzusatzstoffe, die für die industrielle Herstellung und lange Haltbarkeit erforderlich sind. Hoch verarbeitete Lebensmittel führen auch dazu, dass man täglich mehr isst als bei nicht verarbeiteten Lebensmitteln, wie die Studie von Hall und Mitarbeitern ergab. Die Teilnehmenden haben sich über 14 Tage entweder von UPFs oder von Mahlzeiten aus unverarbeiteten Lebensmitteln ernährt. Dabei durften sie so viel essen, wie sie wollten (ad libitum). Beim Verzehr von hoch verarbeiteter Nahrung lag die tägliche Kalorienzufuhr um 500 kcal/Tag höher als beim Verzehr unverarbeiteter Nahrungsmittel, obwohl die Nahrung die gleiche Menge Kalorien Zucker, Fett und Ballaststoffe enthielt! Zudem nahmen die Teilnehmenden mit dem unverarbeiteten Essen ab, während die Teilnehmenden mit den UPFs zunahmen.

Was Sie über Emulgatoren wissen sollten

Emulgatoren enthalten keine Kalorien, Proteine, Lipide und Kohlenhydrate, deshalb scheinen sie auf den ersten Blick für Verbraucher harmlos zu sein. Dennoch schaden sie uns, weil sie das metabolische Syndrom fördern und unser Darmmikrobiom verändern. Das schon oft genannte metabolischen Syndrom ist ein Zustand, der sich mittlerweile zu einer weltweiten Epidemie entwickelt hat mit Fettleibigkeit, Insulinresistenz, Bluthochdruck, erhöhten Blutfetten sowie einer Zunahme des Bauchfetts. Das Bauchfett führt zu Herz-Kreislauf-Erkrankungen sowie Diabetes mellitus Typ 2, Krankheiten, die mittlerweile zu den häufigsten Todesursachen zählen. Und einige Aspekte des PCOS, wie Übergewicht und Insulinresistenz, finden sich auch beim metabolischen Syndrom. Die Ursachen liegen zu großen Teilen in hoch verarbeiteter Nahrung mit ihren Inhaltsstoffen und Emulgatoren (z. B. E407, E340, E472E, E331, E412–415 und Gesamtcarrageene), denn diese schädigen unsere Darmbarriere und erhöhen das Diabetesrisiko.

Emulgatoren spielen eine wichtige funktionelle und technische Rolle bei verarbeiteten Produkten. Sie sind immer dann erforderlich, wenn es darum geht, aus eigentlich nicht mischbaren Lebensmittelzutaten, wie Öl und Wasser, eine Emulsion herzustellen. Sie verhindern insbesondere die Auftrennung, das Schmelzen oder die Ausfällung von Lebensmittelzutaten. Zu den gängigen Emulgatoren gehören Lecithine, Mono- und Diglyceride, Polysorbate, Carrageene, Guarkernmehl, Carboxymethylcellulose und viele andere.

Wie Emulgatoren uns schaden

Das metabolische Syndrom, Diabetes, Bluthochdruck, Fettleibigkeit und Herz-Kreislauf-Erkrankungen sind auch mit qualitativen und quantitativen Veränderungen der Darmbakterien verbunden. Mehrere Studien zeigen, dass Nahrungsmittelemulgatoren wie CMC, Polysorbat 80 (P80), Carrageene die Zusammensetzung dieser Darmmikrobiota in ein entzündungsförderndes Muster verschieben könnten, das das metabolische Syndrom und entzündliche Darmerkrankungen begünstigt. Emulgatoren werden häufig nicht absorbiert und können dann mit unseren Darmbakterien in Wechselwirkung treten. Die Folge ist auch ein Leaky Gut, also ein zu durchlässiger Darm. Dieser Leaky Gut gilt als ein wichtiger Pathomechanismus, der Insulinresistenz, Arteriosklerose und anderen Stoffwechselerkrankungen zugrunde liegt, darunter Typ-2-Diabetes und die nichtalkoholische Fettlebererkrankung (NAFLD).

Schleim (Mukus), Darmzellen (Intestinal Epithelial Cells, IECs) und enge Verbindungen zwischen ihnen (Tight Junctions) bilden mit der Mikrobiota (Darmbakterien) eine funktionelle Darmbarriere. Die Schleimschicht wird dabei vornehmlich durch Akkermansia muciniphila aufrechterhalten. Die Darmbarriere und die Darmbakterien (Mikrobiota) arbeiten mit dem dahinterliegenden Immunsystem zusammen, um einen Übertritt von krankmachenden Bakterien und Stoffen zu verhindern.

Emulgatoren erhöhen die Freisetzung von Lipopolysacchariden (LPS) im Darm, eine Verbindung aus fettähnlichen und Zucker-Bestandteilen aus der äußeren Hülle bestimmter Bakterien. Diese LPS können dann über eine geschädigte Darmbarriere in das Lebervenenblut gelangen. Sie fördern die Menge an Flagellin, einem peitschenartigen Anhängsel von Bakterien, was das Eindringen in das Gewebe erleichtert.

In Tierversuchen zeigte sich, dass insbesondere die Gabe von Polysorbat 80 (E433) und Carrageen E407 die Menge an bestimmten Darmbakterien deutlich reduziert. Es geht um das Bakterium Faecalibacterium prausnitzii, das ein wichtige Butyratbildner (Seite 97) in unserem Darm ist, und das Bakterium Akkermansia muciniphila, das für eine intakte Schleimbarriere sorgt.

Schädigende Effekte von Zusatzstoffen

Die meisten Emulgatoren sind für den Menschen schädlich, weil sie über eine Beeinträchtigung der gesunden Darmflora (Dysbiose) lokale und systemische Entzündungen sowie einen zu durchlässigen Darm (Leaky Gut) erzeugen können. Prozesse, die über eine Desensibilisierung von Insulinrezeptoren zu Diabetes Typ 2 führen können. Diese krankhaften Stoffwechselvorgänge liegen auch in vielen Fällen dem PCOS zugrunde. Dies zeigte sich in der großen NutriNet-Sante Studie mit 104.000 Teilnehmenden, die bereits seit 2009 läuft, und zu großen Teilen bereits ausgewertet ist. Auch andere aktuelle Studien beleuchten den Zusammenhang zwischen UPFs mit Nahrungsmittelemulgatoren und der Durchlässigkeit der Darmbarriere, Veränderung des Mikrobioms und in der Folge vermehrtem Auftreten des metabolischen Syndroms und entzündlicher Darmerkrankungen wie Colitis ulcerosa und Morbus Crohn.

Carrageen (E407): In mehreren Studien wird Carrageen erwähnt, das über verschiedene Mechanismen die Darmbarriere schädigen soll. Die Substanz verleiht als Füllstoff mehr Volumen und dient als Stabilisator für Sprühsahne, Bierschaum und Eiscreme. Carrageen eignet sich auch zur Verdickung von Saucen und Suppen, zum Gelieren für Pudding und Gele und als Emulgator für Kakao.

Auch Carboxymethylcellulose (E466) soll gemäß Studienlage die Darmbarriere schädigen und wird vielfach in UPFs eingesetzt. Zellulose ist eine Zuckerverbindung, die für die Stabilität jeder Pflanzenzelle notwendig und für den Menschen unverdaulich ist. Wird Zellulose mit Alkohol oder Lauge behandelt, entsteht Carboxymethylcellulose. E466 dient als Bindemittel in diversen Fastfood-Produkten, veganen Ersatzprodukten, Kuchen, Keksen, Fertigbackmischungen, cremigen Fertigsuppen, Dips, Dressings, Mayonnaise und Schmelzkäse. Carboxymethylcellulose sorgt auch dafür, die Farbe des Lebensmittels zu stabilisieren. In der Pharmaindustrie wird E466 zur Beschichtung von Tabletten genutzt sowie als Stabilisator in Sprays. Die europäische Behörde für Lebensmittelsicherheit (EFSA) sah keine Notwendigkeit, eine zulässige Aufnahmemenge ADI für E 466 anzugeben.

Polysorbat 80 (E433) wird für Kuchenmischungen, Eiscreme und Salatdressings verwendet. Es gilt ein ADI-Wert von 25 mg/kg Körpergewicht. In einer Studie wurde nachgewiesen, dass Polysorbat 20 und Polysorbat 80 die Darmbarriere konzentrationsabhängig schädigen.

Titanoxid (E171): Dieser Zusatzstoff ist seit 2022 in Lebensmitteln verboten, findet sich aber immer noch in einigen Tabletten und Zahnpasta, auch er beeinträchtigt die Darmbarriere. In Tabletten wird Titanoxid als CI 778912 bezeichnet, es dient als Schutzfilm; die meisten Nahrungsergänzungsmittel enthalten dagegen kein Titanoxid mehr. Nahrungsergänzungsmittel enthalten im Gegensatz dazu Hydroxypropylmethylcellulose (E464), abgekürzt HPMC. Sie wird aus pflanzlicher Zellulose hergestellt. HPMC wird von der Food and Drug Administration (FDA) und der EFSA als unbedenklich für den menschlichen Verzehr eingestuft. HPMC passiert den Verdauungstrakt ohne chemische Veränderung und wird unverändert wieder ausgeschieden.

Es gibt auch unschädliche Zusatzstoffe

Für einige Emulgatoren, die in UPFs eingesetzt werden, wurden sogar gesundheitsförderliche Effekte nachgewiesen.

Glycerinmonolaurat (GML, E471) ist erlaubt und in der Menge nicht beschränkt. Für fetthaltige Produkte wie zum Beispiel Margarine, Wurst, Sahne, Kuchen, Eiscremes, Saucen und Mayonnaise gibt es keine Mengenbeschränkung. Bei Masthühnern stärkt GML das Immunsystem, es reduziert den Gehalt an gesättigten Fettsäuren zugunsten der mehrfach un-

Kennzeichnung und ADI

Die EFSA und die FDA schreiben vor, dass alle in Lebensmitteln verwendeten Zutaten mit ihrem gebräuchlichen Namen aufgeführt werden. Viele Hersteller ersetzen den Namen von Lebensmittelzusatzstoffen jedoch einfach durch eine Nummer, was einem genauso wenig sagt wie die E-Nummern, die jetzt deklariert werden. Darüber hinaus verlangt keine dieser nationalen Behörden die Mengenangabe der Emulgatoren auf den Lebensmitteletiketten. Die akzeptable tägliche Zufuhr (Acceptable Daily Intake, ADI) ist ein Schätzwert für die Menge eines Zusatzstoffs in Lebensmitteln oder Trinkwasser, die ein Leben lang täglich sicher konsumiert werden kann, ohne dass dies nachteilige Auswirkungen auf die Gesundheit hat (Zusatz/kg Lebensmittel). Die ADI wird anhand von Schädigung von Zellen und Geweben (Zytotoxizität) und Genotoxizität (Veränderungen genetischen Zellmaterials durch chemische Substanzen) ermittelt, dabei fehlen derzeit aber noch die Forschungsergebnisse zum Mikrobiom des Darms. Dies macht die Interpretation von Auswirkungen auf die menschliche Gesundheit oft schwieriger.

gesättigten Omega-3-, Omega-6- und Omega-9-Fettsäuren.

Lecithin (E322) ist eine chemische Verbindung aus Fettsäuren, Glycerin, Phosphorsäure und Cholin. Phospholipidmoleküle bilden die Doppelmembran unserer Zellen, Lecithin wirkt auch antioxidativ und verhindert so vorzeitiges Ranzigwerden. Lecithin wird industriell aus Sojaöl hergestellt, das vorwiegend aus gentechnisch veränderten Sojabohnen gewonnen wird, inwiefern das den positiven Effekt einschränkt, kann nicht abschließend bewertet werden. Positive Effekte von Lecithin auf die Darmflora sind aber bereits in Tierstudien aufgezeigt worden.

Agar-Agar (E 406) ist ein Quellstoff aus Rotalgen mit höherer Quellfähigkeit als Gelatine und wird im menschlichen Darm nicht aufgenommen. In Tierversuchen zeigten sich entzündungshemmende Eigenschaften. Agar-Agar findet sich in Marmeladen, Gelees, Tortenguss, Eiscreme und Schaum von Schokoküssen.

Was noch alles in UPFs steckt

Die Frage, warum Emulgatoren in der Regel ungesund sind, haben wir jetzt geklärt. Aber in UPFs steckt noch mehr. Sie sind zuckerreich und enthalten viel gesättigte Fette, also sogenannte leere Kalorien, weil das, was unverarbeitete Nahrungsmittel gesund macht, nicht mehr oder kaum noch enthalten ist, also Eiweiß, Ballaststoffe, Vitamine und Mineralstoffe. Zudem wird oft viel Salz zugesetzt. Beispiele sind zuckerreiche Snacks und Erfrischungsgetränke, verarbeitetes Fleisch und abgepacktes Gebäck. Dazu kommen, je nachdem ob es sich um Backwaren, Süßspeisen, Wurst etc. handelt, meist noch mehrere der folgenden erlaubten Lebensmittelzusatzstoffe: Antioxidationsmittel, Backtriebmittel, Emulgatoren, Farbstoffe, Festigungsmittel, Feuchthaltemittel, Füllstoffe, Geliermittel, Geschmacksverstärker, Konservierungsstoffe, Mehlbehandlungsmittel, modifizierte Stärke, Säuerungsmittel, Säureregulatoren, Schaumverhüter, Schmelzsalz, Stabilisatoren, Süßungsmittel, Trägerstoffe, Trennmittel, Überzugsmittel und Verdickungsmittel. Viele dieser Stoffe können die Darmflora negativ beeinflussen und die Darmbarriere zerstören (Leaky Gut), was zu Stoffwechselstörungen wie Diabetes und zu chronisch-entzündlichen Darmerkrankungen führen kann.

Was tun?

Auch wenn es gemäß der internationalen Leitlinie aus 2024 »keine Belege dafür gibt, dass eine bestimmte Ernährungszusammensetzung hinsichtlich anthropometrischer, metabolischer, hormoneller, reproduktiver oder psychologischer Ergebnisse gegenüber einer anderen bevorzugt ist«, und Ernährungskräfte eine »gesunde Ernährung empfehlen sollten«, können Frauen mit PCOS selbst aktiv werden. Mit Ihrem jetzigen Wissen verstehen Sie, mit welchen Veränderungen Sie Ihr PCOS selbst beeinflussen können:

- Meiden Sie hoch verarbeitete Lebensmittel, weil diese in der Regel Emulgatoren, Zucker, Fette und Salz enthalten.
- Nehmen Sie dagegen pflanzliche Nahrungsmittel zu sich, insbesondere diejenigen, die als Präbiotika die gesunde Darmflora unterstützen.
- Verzichten Sie auf den Verzehr von rotem Fleisch, sowohl in unverarbeiteter Form als auch in verarbeiteter Form als Wurstwaren.
- Wenn bei Ihnen ein Leaky Gut nachgewiesen wurde, z. B. anhand erhöhter Zonulinwerte im Stuhl, sorgen Sie dafür, dass Ihre Darmbarriere wieder abgedichtet wird. Sie können dazu als Nahrungsergänzungsmittel die Aminosäure Glutamin und/oder Phosphatidylcholin einnehmen, das ist ein zentraler Baustein von Zellmembranen. Einige Apotheken stellen auch Phosphatidylcholin-Infusionen her.
- Verlassen Sie sich bei Lebensmitteln nicht auf den Nutri-Score! Er ist kein gutes Instrument, um die Qualität von Lebensmitteln ausreichend zu beurteilen: Der Nutri-Score kann nur begrenzt bewerten, weil Vitamine, Mineralstoffe oder künstliche Zusatzstoffe sowie der Grad der Verarbeitung nicht in der Bewertung berücksichtigt werden.

Was muss sich langfristig ändern?

Wir brauchen eine individuelle Therapie! Verbreitet wird in frauenärztlichen Praxen das PCOS nach Leitlinie relativ schematisiert behandelt, hilfreiche Mikronährstoffe, Darmdiagnostik und -therapie, Kenntnisse über Zusammenhänge von Stoffen aus der Umwelt und Übergewicht sind kaum vorhanden. Damit kann auch nicht individualisiert diagnostiziert und behandelt werden. Dies erfordert zum anderen Zeit, was im Kassenarztsystem nicht entsprechend vergütet wird. Schulungen in funktioneller Medizin werden jetzt bereits in Deutschland angeboten, sind aber nicht wie schulmedizinische Fortbildungen mit Punkten belegt, die der Arzt oder die Ärztin als Fortbildungspunkte einreichen kann.

Prävention führt immer noch ein Schattendasein in der Medizin: Zwar existiert seit 2015 ein Präventionsgesetz, das 2021 überarbeitet wurde, aber die Maßnahmen, insbesondere in Bezug auf die Ernährung, haben sich bisher nur wenig durchgesetzt. Ein Zusammenschluss von Konzernen der Nahrungsmittelindustrie, der Zuckerindustrie, der Pharmabranche, der Medien, der Werbeagenturen und Teilen der Wissenschaft schöpft ungehindert riesige Gewinne ab – und Menschen erkranken an den Folgen. Die Soziologin Dianne Rubinstein, City University of New York, hat 2014 diese Interessensgruppe als »Obesity-Industrial-Complex« bezeichnet, also als Übergewichts-Industrie-Kartell.

Das Leibniz-Institut für Präventionsforschung und Epidemiologie schreibt dazu (BIPS 3/25): »Gesamtgesellschaftliche Aufgabe wird es zukünftig sein, entgegen den Interessen der Industrie für mehr Umweltschutz und mehr Gesundheit zu kämpfen. Zu wenig Prävention, zu viel Reparaturmedizin – die Krankenkassen investieren Milliarden in hochspezialisierte Behandlungen, während die Finanzierung von Prävention und Gesundheitsförderung weiterhin ein Nischendasein fristet. Lobbys verhindern wirksame Maßnahmen – Zuckersteuer? Werbeverbote für ungesunde Lebensmittel? Regulierungen für Tabak und Alkohol? In Deutschland sind diese Maßnahmen entweder abgeschwächt oder nie umgesetzt worden – oft unter dem Einfluss wirtschaftlicher Interessen.«

Mit den entsprechenden Kenntnissen in funktioneller Medizin kann individuell behandelt und Frauen mit PCOS können unterschiedliche Therapieoptionen angeboten werden.

Umweltschutz ist Menschenschutz! Umweltschadstoffe können zu Übergewicht führen, andere Substanzen wie Feinstaub und Plastik belasten zunehmend unsere Gesundheit. Es ist auch die Aufgabe der Medizin, diese Zusammenhänge zu kommunizieren, das setzt aber einen entsprechenden Wissensstand voraus.

Auch das PCOS korreliert mit Belastungen der Frau mit Blei, Arsen und Barium. Es ist wichtig, das zu wissen, insbesondere bei Kinderwunsch. Toxische Metalle wie Blei, Cadmium und Quecksilber belasten nicht nur die Gesundheit der Mutter, sondern führen auch langfristig zu Erkrankungen des werdenden Kindes. Durch entsprechende Blutanalysen ist der Arzt bzw. die Ärztin in der Lage, mit adäquater laborkontrollierter Zufuhr von Mikronährstoffen den Metallgehalt im Blut zu senken. Das ist auch für die Partner von Frauen mit PCOS wichtig, insbesondere bei Kinderwunsch, da Schwermetalle großen Einfluss auf die Spermienqualität haben.

Medizin muss ganzheitlich und individuell behandeln! Nehmen Sie Ihr Schicksal selbst in die Hand! Wir sind am Ende dieses Buches angelangt und ich möchte Ihnen noch einmal im Überblick mit auf den Weg geben, was zu tun ist, wenn bei Ihnen ein PCOS vorliegt oder Sie den Verdacht haben, dass es so ist.

- Informieren Sie sich vor einem geplanten Besuch bei einem Arzt oder einer Ärztin über die Erkrankung.
- Bestehen Sie darauf, dass alle in der »Kassenmedizin« möglichen Untersuchungen stattfinden.

- Suchen Sie sich zur Diagnostik und Therapie Ihres PCO-Syndroms eine Ärztin oder einen Arzt, die bzw. der auch mit funktioneller Medizin vertraut ist. In der Regel wird so etwas auf der Homepage kommuniziert.
- In der Regel werden Untersuchungen wie Mineralstoffanalysen, Omega-3-Fettsäuren, Alpha-Liponsäure, Untersuchungen der bioaktiven B-Vitamine, Mikrobiomanalysen mit Feststellung eines Leaky Gut nicht als Kassenleistung angeboten. Lassen Sie sich bei Bedarf einen Kostenvoranschlag geben!
- Setzen Sie dann die Empfehlungen um, auch wenn es etwas länger dauert, bis Erfolge sichtbar und spürbar sind.
- Meiden Sie Umweltschadstoffe. Nutzen Sie dazu Apps, die Belastungen in Lebensmitteln und Kosmetikprodukten anzeigen.
- Stellen Sie Ihre Ernährung auf eine vegetarische Kostform mit vielen Ballaststoffen um.
- Suchen Sie sich eine Sportart, die Ihnen liegt! Bewegen Sie sich im Alltag mehr: Nutzen Sie die Treppe, statt des Aufzugs gehen Sie, wann immer es möglich ist, eine Strecke zu Fuß, statt sich mit Bus und Bahn fahren zu lassen, steigen Sie aufs Fahrrad statt ins Auto.

Je konsequenter Sie die genannten Punkte umsetzen, desto wahrscheinlicher ist es, dass Sie Erfolge feiern können. Bleiben Sie am Ball und nehmen Sie Ihr Schicksal selbst in die Hand!

Zwei Beispiele aus meiner Praxis: Abschließend möchte ich Ihnen noch zwei Patientinnen von mir kurz vorstellen, beide Frauen sind mit der Veröffentlichung ihrer anonymisierten Daten einverstanden.

Die eine Patientin kam bereits mit der PCOS-Diagnose zu mir. Sie ist jetzt 39 Jahre alt, ihr BMI liegt über 30 und sie leidet seit 15 Jahren unter zunehmender Alopezie (Verlust des Kopfhaares). Ohne Antibabypille hatte sie keine Menstruation, dennoch wurde die Pille abgesetzt. Sie nimmt regelmäßig Myo-Inositol ein, wodurch ein regelmäßiger Zyklus auftritt; der Haarverlust blieb jedoch bestehen und auch das Gewicht war weiterhin im Adipositas-Bereich. Das Metformin hatte sie wegen Magen-Darm-Beschwerden abgesetzt.

Die von mir veranlassten Laboruntersuchungen ergaben, dass die Testosteron- und Androstendionwerte zu hoch waren und der Adiponektinwert deutlich vermindert (2024). Zudem bestanden Mängel bei den B-Vitaminen und bei Vitamin D. Im Jahr 2024 wurden auch erstmalig Mineralstoffe und 6 toxische Gegenspieler untersucht. Das Ergebnis zeigte eine deutliche Bleibelastung der Patientin. Die Norm sind Werte < 28 ng/l, bei ihr lag der Wert bei 73,2 ng/l! Als Bleiquelle wurden veraltete Wasserleitungen im Haus vermutet. Das Blei wurde durch einen Umweltmediziner ausgleitet. Gemäß den letzten Laborparametern im Jahr 2025 lagen die Testosteron- und Androstendionwerte wieder im Normbereich und auch die Vitamine hatten nach entsprechender Substitution wieder die Norm erreicht.

Die zweite Patientin ist 23 Jahre alt, hat einen BMI von 17,8, keine Auffälligkeiten, eine regelmäßige Menstruation und ein unauffälliges Hautbild. Im Winter 2024 hielt sie sich 4 Monate in Sri Lanka auf. Als sie zurückkam, hatte sie Magen-Darm-Beschwerden, unreine Haut und keine Regelblutung mehr (Amenorrhö). Sie ging zum Gastroenterologen, der keine pathologischen Veränderungen fand. Im Januar 2025 kam sie in meine Praxis. Wir fanden pathogene Keime im Darm, einen Leaky Gut (der Zonulinwert lag bei 172, normal ist < 55), einen erhöhten HOMA-Index, erhöhte Androstendion- und Testosteronwerte sowie einen verminderten Omega-3-Fettsäuren-Wert. Als Therapie erhielt sie hoch dosiert Glutamin, Prä-und Probiotika sowie Omega-3-Fettsäuren. Nach 3 Monaten war der Zonulinwert auf 155 gesunken, im August 2025 war der Zonulinwert noch weiter reduziert. Bei der Vorstellung im Oktober 2025 hatte sich das Hautbild der Patientin deutlich verbessert und ihre Menstruation kam wieder regelmäßig; im Dezember 2025 wurde sie schwanger.

Was ist mir noch einmal klar geworden? Ohne die Werkzeuge (Laboruntersuchungen) der komplementären Therapie (Mineralstoffe und ihre toxischen Gegenspieler, Mikrobiomuntersuchung mit Parametern des Leaky Gut, Omega-3- und Omega-6-Fettsäuren, bioaktive B-Vitamine) hätte ich diese Frauen nicht ursächlich, sondern nur symptomatisch behandeln können! Es wird höchste Zeit, dass wir alle Ärztinnen und Ärzte in funktioneller Medizin weiterbilden!

Danksagung

Frau Ceylan Tiedemann, engagierte junge Studentin aus Bremen, stand mir zur Seite mit Recherchen, Anfragen bei Institutionen zur Veröffentlichung von Abbildungen und Formatierungen dieses Buches.

Ohne sie hätte ich es nicht geschafft. Danke dafür!

Quellenangaben

Kapitel 1: Was ist ein PCO-Syndrom?

www.aerzteblatt.de/news/bisphenol-a-kann-insulinsensitivitaet-vermindern-ecfe3bbd-d970-4e64-a97c-7ef06b001cce (Zugriff 08.04.2026)

www.aerzteblatt.de/news/eu-kommission-verbietet-bisphenol-a-in-lebensmittelverpackungen-d3bc9298-4e61-447f-8c6f-086f78a580cf (Zugriff 08.04.2026)

www.aerzteblatt.de/archiv/metabolisches-syndrom-metformin-mit-und-ohne-mediterrane-diaet-kann-entstehung-eines-typ-2-diabetes-verhindern-ffdd5d7b-add7-420a-b136-8f3f0e3dc302 (Zugriff 08.04.2026)

Kolhe JV. PCOS and Depression: Common Links and Potential Targets. Reproductive Sciences 2021; 29: 3106–3123

Liu J et al. Measuring the global disease burden of polycystic ovary syndrome in 194 countries: Global Burden of Disease Study 2017. Human Reprod 2020; 36: 1108–1119

Kapitel 2: Diagnostik eines PCO-Syndroms

Chiaffarino F et al. Prevalence of polycystic ovary syndrome in European countries and USA: A systematic review and meta-analysis. Eur J Obstet Gyn Reprod Biol 2022; 279: 159–170

De Leo V et al. Genetic, hormonal and metabolic aspects of PCOS: an update. Reprod Biol Endocrinol 2016; 14

Liang C et al. Exposure to multiple toxic metals and polycystic ovary syndrome risk: Endocrine disrupting effect from As, Pb and Ba. The Science Of The Total Environment 2022, 849, 157780

O'Reilly MW et al. Serum testosterone, sex hormone-binding globulin and sex-specific risk of incident type 2 diabetes in a retrospective primary care cohort. Clin Endocrinol 2018; 90: 145–154

Roque M et al. Letrozole versus clomiphene citrate in polycystic ovary syndrome: systematic review and meta-analysis. Gyn Endocrinol 2015; 31: 917–921

Rubino F et al. Definition and diagnostic criteria of clinical obesity. Lancet Diabet Endocrinol 2025

Wang X et al. Association Between Exposure to Multiple Toxic Metals in Follicular Fluid and the Risk of PCOS Among Infertile Women: The Mediating Effect of Metabolic Markers. Biol Trace Element Res 2024

Kapitel 3: Endokrine Disruptoren und PCOS

Bloom MS. Association between gestational PFAS exposure and Children's adiposity in a diverse population. Environ Res 2021; 203: 111820

Bodin L et al. Opinion of the Scientific Committee on Consumer Safety (SCCS) – Final Opinion on propylparaben. Regul Tox Pharmacol 2021: 125: 105005

Déchaud H et al. Xenoestrogen interaction with human sex hormone-binding globulin (hSHBG)1. Steroids 1999; 64: 328–334

Geiger SD et al. PFAS exposure and overweight/obesity among children in a nationally representative sample. Chemosphere 2020; 268: 128852

Hammarstrand S et al. PFAS exposure and association with polycystic ovarian syndrome. ISEE Conf Abstracts, 2020

Namat A. Association of BPA exposure during pregnancy with risk of preterm birth and changes in gestational age: A meta-analysis and systematic review. Ecotox Environ Saf 2021; 220: 112400

Schrenk D et al. Risk to human health related to the presence of perfluoroalkyl substances in food. EFSA J 2020; 18

Takeuchi T et al. Positive Relationship between Androgen and the Endocrine Disruptor, Bisphenol A, in Normal Women and Women with Ovarian Dysfunction. Endocrine J 2004, 51: 165–169

UFZ – Helmholtz-Zentrum für Umweltforschung. Pressemitteilung vom 15. Januar 2024. Versteckte Gesundheitsrisiken durch Umwelthormone? www.ufz.de/index.php?de=36336&webc_pm=03/2024 (Zugriff 08.04.2026)

Wen HJ et al. Maternal phthalate exposure and BMI trajectory in children-an 18-year birth cohort follow-up study. J Exposure Science Environ Epidemiol 2024, 34: 601–609

Kapitel 4: Medikamentöse Therapie

Alissou M et al. Impact of Semaglutide on fat mass, lean mass and muscle function in patients with obesity: The SEMALEAN study. Diabetes Obesity And Metabolism 2025, 28: 112–121.

Chavarro JE, Schlaff WD. Introduction. Fertility And Sterility 2018; 110: 557–559

Gröber U, Kisters K. Arzneimittel als Mikronährstoff-Räuber: Was Ihr Arzt und Apotheker Ihnen sagen sollten (3. Aufl.). Stuttgart; Wissenschaftliche Verlagsgesellschaft; 2022

Hanem LGE et al. Metformin Use in PCOS Pregnancies Increases the Risk of Offspring Overweight at 4 Years of Age: Follow-Up of Two RCTs. The Journal Of Clinical Endocrinol Metabolism 2018; 103: 1612–1621

Kemmler W et al. Ganzkörper Elektromyostimulation versus HIT-Krafttraining – Einfluss auf Körperzusammensetzung und Muskelkraft. German Journal of Sports Medicine, 2015; 12: 321–327

Yang L et al. (2025). The effects of trace element supplementation on glycolipid metabolism in PCOS: a systematic review and meta-analysis. Frontiers in Nutrition, 12, 1683556

Kapitel 5: Supplemente und komplementäre Therapie

Agrawal A et al. (2019). Comparison of metformin plus myoinositol vs metformin alone in PCOS women undergoing ovulation induction cycles: randomized controlled trial. Gynecological Endocrinol 20219; 35: 511–514

BfR. Curcumin in Nahrungsergänzungsmitteln: Gesundheitlich akzeptable tägliche Aufnahmemenge kann überschritten werden. 2021; www.openagrar.de/receive/openagrar_mods_00076470 (Zugriff 08.04.2026)

Chen G et al. Regular use of fish oil supplements and course of cardiovascular diseases: prospective cohort study. BMJ Medicine 2024; 3: e000451

Clark CC et al. (2019). The effect of curcumin supplementation on circulating adiponectin: A systematic review and meta-analysis of randomized controlled trials. Diabetes & Metabolic Syndrome Clinical Research Reviews 20219; 13: 2819–2825

D'Anna R et al. Myo-inositol may prevent gestational diabetes in PCOS women. Gynecological Endocrinol 2012; 28: 440–442

De Diego MV et al. Metabolic impact of current therapeutic strategies in Polycystic Ovary Syndrome: a preliminary study. Archives Of Gynecology And Obstetrics 2020; 302: 1169–1179

Donà G et al. Inositol administration reduces oxidative stress in erythrocytes of patients with polycystic ovary syndrome. European Journal Of Endocrinology 2012; 166: 703–710

Facchinetti et al. Short-term effects of metformin and myo-inositol in women with polycystic ovarian syndrome (PCOS): a meta-analysis of randomized clinical trials. Gynecological Endocrinol 2019; 35: 198–206

Fatony RF et al. (2021). Effect of Curcuma Longa Rhizome Extract on Fasting Blood Sugar Levels and HbA1C in Type 2 Diabetes Mellitus: A Meta-Analysis. Indonesian Journal Of Medicine 2021; 6: 119–134

Genazzani A. Expert's opinion: integrative treatment with inositols and lipoic acid for insulin resistance of PCOS. GREM Gynecological and Reproductive Endocrinology Metabolism 2020; 1: 146–157

Genazzani AD et al. Myo-inositol administration positively affects hyperinsulinemia and hormonal parameters in overweight patients with polycystic ovary syndrome. Gynecological Endocrinol 2008; 24: 139–144

Han Y et al. (2023). Effect of vitamin D supplementation on hormones and menstrual cycle regularization in polycystic ovary syndrome women: A systemic review and meta-analysis. The journal of obstetrics and gynaecology research, 49(9), 2232–2244

Hanem LGE et al. Metformin Use in PCOS Pregnancies Increases the Risk of Offspring Overweight at 4 Years of Age: Follow-Up of Two RCTs. J Clin Endocrinol Metabolism 2018; 103: 1612–1621

Heshmati J et al. (2018). The Effects of Supplementation with Chromium on Insulin Resistance Indices in Women with Polycystic Ovarian Syndrome: A Systematic Review and Meta-Analysis of Randomized Clinical Trials. Hormone Metabolic Res 2018; 50: 193–200

Hu X et al. Comparison of nutritional supplements in improving glycolipid metabolism and endocrine function in polycystic ovary syndrome: a systematic review and network meta-analysis. PeerJ 2023; 11: e16410

Łagowska K et al. (2018). The Role of Vitamin D Oral Supplementation in Insulin Resistance in Women with Polycystic Ovary Syndrome: A Systematic Review and Meta-Analysis of Randomized Controlled Trials. Nutrients 2028; 10: 1637

Meyer HE et al. (2019). Association of High Intakes of Vitamins B6and B12From Food and Supplements With Risk of Hip Fracture Among Postmenopausal Women in the Nurses' Health Study. JAMA Network Open 2019; 2: e193591

Patil S et al. (2022). Association of adiponectin levels with polycystic ovary syndrome among Indian women. Bioinformation 2022; 18: 864–869

Rabenberg M, Mensink G. Vitamin-D-Status in Deutschland. doi.org/10.17886/RKI-GBE-2016-036 (Zugriff 08.04.2026)

Raffone E et al. (2010). Insulin sensitiser agents alone and in co-treatment with r-FSH for ovulation induction in PCOS women. Gynecol Endocrinol 2010; 26: 275–280

Santofímia CP et al. Evaluation of the efficacy of an antioxidant combination for the modulation of metabolic, endocrine, and clinical parameters in patients with polycystic ovary syndrome. Gynecol Endocrinol 2023; 39

Viña I et al. (2025). Efficacy of N-Acetylcysteine in Polycystic Ovary Syndrome: Systematic Review and Meta-Analysis. Nutrients 2025; 17: 284

Von Schacky C. Verwirrung um die Wirkung von Omega-3-Fettsäuren. Der Internist 2019; 60: 1319–1327

Zacchè MM et al. (2009). Efficacy of myo-inositol in the treatment of cutaneous disorders in young women with polycystic ovary syndrome. Gynecol Endocrinol 2009; 25: 508–513

Kapitel 6: Abnehmen – wenn es so einfach wäre

Benham JL et al. Role of exercise training in polycystic ovary syndrome: a systematic review and meta-analysis. onlinelibrary.wiley.com/doi/10.1111/cob.12258 (Zugriff 08.04.2026)

Lee GS, Conine CC. The Transmission of Intergenerational Epigenetic Information by Sperm microRNAs. Epigenomes 2022; 6: 12

Masoud N et al. Modulation of hormonal, metabolic, inflammatory and oxidative stress biomarkers in women with polycystic ovary syndrome following combined (resistant and endurance) training: a randomized controlled trail. BMC Endocr Disord 2025; 25: 1

Kapitel 7: Ernähren Sie sich Mikrobiom-freundlich

Chambers ES et al. Effects of targeted delivery of propionate to the human colon on appetite regulation, body weight maintenance and adiposity in overweight adults. Gut 2014; 64: 1744–1754

De Kort S et al. (2011). Leaky gut and diabetes mellitus: what is the link? Obesity Reviews 2011; 12: 449–458

Escobar-Morreale HF et al. (2011). Circulating inflammatory markers in polycystic ovary syndrome: a systematic review and metaanalysis. Fertility Sterility 2011; 95: 1048

Eyupoglu ND et al. Circulating gut microbiota metabolite trimethylamine N-oxide and oral contraceptive use in polycystic ovary syndrome. Clin Endocrinol 2019; 91: 810–815

Guo J et al. The Effect of Berberine on Metabolic Profiles in Type 2 Diabetic Patients: A Systematic Review and Meta-Analysis of Randomized Controlled Trials. Oxidative Med Cellular Longevity 2021; 2074610

Huang J et al. PCOS without hyperandrogenism is associated with higher plasma Trimethylamine N-oxide levels. BMC Endocrine Disorders 2020; 20

Sánchez-Villegas A et al. Mediterranean dietary pattern and depression: the PREDIMED randomized trial. BMC Medicine 2013; 11

Sánchez-Villegas et al. Fast-food and commercial baked goods consumption and the risk of depression. Public Health Nutrition 2011; 15: 424–432

Xie C et al. Role of bile acids in the regulation of food intake, and their dysregulation in metabolic disease. Nutrients 2021; 13: 1104

Yin J et al. Efficacy of berberine in patients with type 2 diabetes mellitus. Metabolism 2008; 57: 712–717

Zhao L et al. Gut bacteria selectively promoted by dietary fibers alleviate type 2 diabetes. Science 2018; 359: 1151–1156

Kapitel 8: Hoch verarbeitete Nahrungsmittel meiden

Aggett P et al. (2017). Scientific Panel on Food Additives and Nutrient Sources Added to Food (ANS) minutes of the 81st plenary meeting. In Efsa European Food Safety Authority. www.efsa.europa.eu/sites/default/files/event/180515-m.pdf (Zugriff 08.04.2026)

De Siena M et al. Food Emulsifiers and Metabolic Syndrome: The Role of the Gut Microbiota. Foods 2022; 11: 2205

Gu X et al. (2023). Red meat intake and risk of type 2 diabetes in a prospective cohort study of United States females and males. The American journal of clinical nutrition 2023; 118: 1153–1163

Hall KD et al. (2019). Ultra-Processed Diets Cause Excess Calorie Intake and Weight Gain: An Inpatient Randomized Controlled Trial of Ad Libitum Food Intake. Cell Metabolism 2019; 30: 67–77

Ma C et al. Agar oligosaccharides ameliorate the intestinal inflammation of male Drosophila melanogaster via modulating the microbiota, and immune and cell autophagy. Food Science Nutrition 2021; 9: 1202–1212

Ogulur I et al. Mechanisms of gut epithelial barrier impairment caused by food emulsifiers polysorbate 20 and polysorbate 80. Allergy 2023; 78: 2441–2455

Pinget G et al. Impact of the Food Additive Titanium Dioxide (E171) on Gut Microbiota-Host Interaction. Frontiers Nutrition 2019; 6: 57

Robert C et al. Impact of Rapeseed and Soy Lecithin on Postprandial Lipid Metabolism, Bile Acid Profile, and Gut Bacteria in Mice. Molecular Nutrition Food Res 2021; 65: e2001068

Salame C et al. (2024). Food additive emulsifiers and the risk of type 2 diabetes: analysis of data from the NutriNet-Santé prospective cohort study. Lancet Diabetes Endocrinol 2024; 12: 339–349

Valentini J et al. Chemical composition, lipid peroxidation, and fatty acid profile in meat of broilers fed with glycerol monolaurate additive. Food Chemistry 2020; 330: 127187

Stichwortverzeichnis

Empfehlungen von Sabine Barz

Hilfreiche Links

Die »S2k-Leitlinie der Deutschen Gesellschaft für Endokrinologie (DGE): Diagnostik und Therapie des polyzystischen Ovarsyndroms (PCOS)« finden Sie unter: register.awmf.org/de/leitlinien/detail/089–004 (Zugriff 21.04.2026)

Das WECF-Projekt Nestbau informiert, in welchen Alltagsprodukten Schadstoffe stecken und wie diese mit einfachen Mitteln reduziert und vermieden werden können:
nestbau.info (Zugriff 21.04.2026)

Beim Aufspüren von Schadstoffen in Verpackungen und Kosmetikprodukten hilft die App ToxFox, die vom Bund für Umwelt und Naturschutz Deutschland (BUND) kostenfrei zur Verfügung gestellt wird:
www.bund-naturschutz.de/oekologisch-leben/einkaufen/toxfox (Zugriff 21.04.2026)

Website mit der interaktiven Deutschlandkarte und dem Artikel zur PFAS-Belastung in Deutschland:
www.ndr.de/fernsehen/sendungen/panorama/archiv/2023/Jahrhundertgift-PFAS-Wie-verseucht-ist-Deutschland,pfas104.html (Zugriff 21.04.2026)

Bibliografische Information der Deutschen Nationalbibliothek:
Die Deutsche Nationalbibliothek verzeichnet diese Publikation in der Deutschen Nationalbibliografie; detaillierte bibliografische Daten sind im Internet über dnb.d-nb.de abrufbar.

Programmplanung: Katja Liese
Redaktion: Anne Bleick
Bildredaktion: Marie Crämer
Layout: CYCLUS · Visuelle Kommunikation, Stuttgart
Covergestaltung: © Thieme
Covermotiv und Bild S. 3: © Yurii/stock.adobe.com (Frau), © Наталья Дьячкова/stock.adobe.com (Farbklecks), © priyo/stock.adobe.com (Icon in Schriftzug) – composed and edited by Thieme.

Bildnachweis:
AutorInnenfoto: privat
Inhalt: S. 4 © MuhammadZulfan/stock.adobe.com, S. 8 © OneLineStock/stock.adobe.com, S. 42 © Studiocottage/stock.adobe.com, S. 76 © nasharaga/stock.adobe.com , S. 105, 107, 109, 111 © A.Rogge & J. Jankovic/Thieme, S. 113, 115 © S. Bütow/Thieme, S. 117 © M. Bergmann/Thieme
Zeichnungen: Susi Schaaf, Bellheim

1. Auflage 2026

TRIAS Verlag in Georg Thieme Verlag KG
Oswald-Hesse-Straße 50, 70469 Stuttgart

Satz und Repro: Medienservice Frauchiger, Kumhausen
Druck: AZ Druck und Datentechnik GmbH, Kempten

Gedruckt auf chlorfrei gebleichtem Papier
Printed in Germany

ISBN 978-3-432-11917-5
eISBN (ePub) 978-3-432-11918-2

1 2 3 4 5 6

MIX
Papier | Fördert gute Waldnutzung
FSC® C008457

Wichtiger Hinweis: Wie jede Wissenschaft ist die Medizin ständigen Entwicklungen unterworfen. Forschung und klinische Erfahrung erweitern unsere Erkenntnisse. Ganz besonders gilt das für die Behandlung und die medikamentöse Therapie. Bei allen in diesem Werk erwähnten Dosierungen oder Applikationen, bei Rezepten und Übungsanleitungen, bei Empfehlungen und Tipps dürfen Sie darauf vertrauen: Autor*innen, Herausgeber*innen und Verlag haben große Sorgfalt darauf verwandt, dass diese Angaben dem Wissensstand bei Fertigstellung des Werkes entsprechen. Rezepte werden gekocht und ausprobiert. Übungen und Übungsreihen haben sich in der Praxis erfolgreich bewährt. Eine Garantie kann jedoch nicht übernommen werden. Eine Haftung der Autor*innen, des Verlags oder seiner Beauftragten für Personen-, Sach- oder Vermögensschäden ist ausgeschlossen. Errata unter thieme.com/errata

Marken und Markenrechte: Marken, geschäftliche Bezeichnungen oder Handelsnamen werden nicht in jedem Fall besonders kenntlich gemacht. Aus dem Fehlen eines solchen Hinweises kann nicht geschlossen werden, dass es sich um einen freien Handelsnamen handelt.

Wo datenschutzrechtlich erforderlich, wurden die Namen und weitere Daten von Personen redaktionell verändert (Tarnnamen). Dies ist grundsätzlich der Fall bei Patient*innen, ihren Angehörigen und Freund*innen, z. T. auch bei weiteren Personen, die z. B. in die Behandlung von Patient*innen eingebunden sind.

Sprachgebrauch: Thieme Publikationen streben nach einer fachlich korrekten und unmissverständlichen Sprache. Dabei lehnt Thieme jeden Sprachgebrauch ab, der Menschen beleidigt oder diskriminiert, beispielsweise aufgrund einer Herkunft, Behinderung oder eines Geschlechts. Thieme wendet sich zudem gleichermaßen an Menschen jeder Geschlechtsidentität. Die Thieme Rechtschreibkonvention nennt Autor*innen mittlerweile konkrete Beispiele, wie sie alle Lesenden gleichberechtigt ansprechen können. Die Ansprache aller Menschen ist ausdrücklich auch dort intendiert, wo im Text (etwa aus Gründen der Leseleichtigkeit, des Text-Umfangs oder des situativen Stil-Empfindens) z. B. nur ein generisches Maskulinum verwendet wird.

TRIAS, einer der führenden Ratgeberverlage im Bereich Gesundheit, gehört zur Thieme Gruppe, marktführender Anbieter medizinischer Fachinformationen und Services. Anspruch der Thieme Gruppe ist es, den im Gesundheitswesen tätigen Berufsgruppen sowie allen an Gesundheit Interessierten genau die Informationen und Angebote bereitzustellen, die sie in einer bestimmten Arbeitssituation oder Lebensphase benötigen. Durch die hohe Qualität und zielgruppenspezifische Relevanz der angebotenen Leistungen bereitet Thieme den Weg für eine bessere Medizin und mehr Gesundheit im Leben.

Thieme